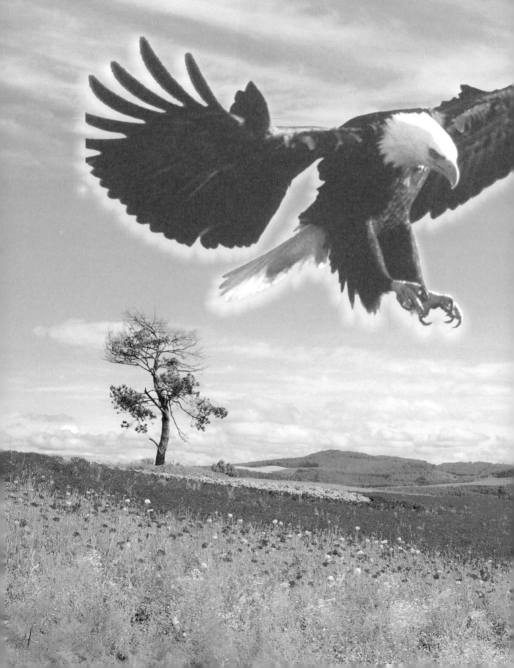

大展好書　好書大展

品嘗好書　冠群可期

國家圖書館出版品預行編目資料

5天學會望手診病／趙理明　編著
　　　——初版，——臺北市，大展，2007〔民96〕
　　　面；21公分，——（中醫保健站；11）
　　　ISBN　978－957－468－557－8（平裝附影音光碟）
1.望診　2.手
413.25　　　　　　　　　　　　　　　　96012777

5 天學會望手診病（附光碟）

編　　著／趙理明　　　　　ISBN 978－957－468－557－8
責任編輯／壽亞荷
發 行 人／蔡森明
出 版 者／大展出版社有限公司
社　　址／台北市北投區（石牌）致遠一路2段12巷1號
電　　話／（02）28236031・28236033・28233123
傳　　眞／（02）28272069
郵政劃撥／01669551
網　　址／www.dah-jaan.com.tw
E－mail／service@dah-jaan.com.tw
登 記 證／局版臺業字第2171號
承 印 者／高星印刷品行
裝　　訂／建鑫印刷裝訂有限公司
排 版 者／弘益電腦排版有限公司
授 權 者／遼寧科學技術出版社
初版1刷／2007年（民96年）9月

定　價／350元

前　言

「天地萬物，莫貴於人。人是生物機體，心靈道德和審美求真的統一，是形和神的融合。」這是對人體骨骼、肌肉、臟腑、血液硬體和思想修養、健康品德、精神活力、以及社會適應能力等軟體的高度概括。

在一次手診培訓班上，當筆者講到可以把手看作是一張人體動態平衡的解剖圖，看作是人體健康與否的「晴雨表」時，一位副主任醫師舉手質疑說，「那手診不成了神話嗎？」

我給學員解釋：神話是先民們探索世界、認識自我、嚮往美好發展的證明。其實，神話往往是大科學，甚至比科學早幾百年、幾千年。

《封神演義》裡的順風耳，千里眼是神話，而現在的人們都有手機，不是比順風耳還美觀嗎！電腦前的小攝影頭可以看到地球另一邊的對話者，不是比千里眼還神通廣大嗎？齊天大聖在自己身上拔上幾根小黃毛用口一吹，一下子變成了許多小猴子的神話，而今天的「克隆牛」「克隆羊」不就變成了現實嗎？大家知道的「神州五號」不是比孫悟空還孫悟空嗎？氣象學家看天相可以預測天氣，地質學家看地貌可以斷

知探測地層狀況。人是高級生命的運動形式，是一個複雜的網絡信息系統，手掌的氣色、紋路是隨著人體內的變化而變化的陽性反應物。

著名的中醫學家王琦教授給筆者7年前出版的《實用掌紋診病技術》題辭鼓勵說「探索掌紋診病規律，發展生物全息理論」。《中國中醫藥報》主任記者胡京京老師曾說：「手診發展的根本是用之臨床準確率高。做醫學問要紮實，不能脫離臨床實踐。」這些專家的話增強了我研究手診的信心。

幾年來在遼寧科學技術出版社醫學圖書中心壽亞荷編輯的熱心支持下，筆者先後編著出版了幾部手診類拙著。抱著對自己負責，對讀者負責和對社會負責的態度，我將自己潛心研究幾十年的手診知識毫無保留地奉獻給廣大讀者。講出真東西，教會讀者真本領，這是我編寫手診圖書的宗旨。

今年5月3日中午，筆者接到海口市一位名叫黃瑞雄的應屆高中畢業生打電話說，他從《掌紋診病實例分析圖譜》一書中對號入座發現他媽媽可能患有婦科腫瘤信號，便抱著試試看的心理去醫院檢查，檢查結果是早期腫瘤，幸虧發現得早，使他媽媽得到了及時的治療。又說，他一定要報考醫學院。

筆者雖然清貧守志，但一次次聽到千里之遙類此讀者的反饋消息，心裡比獲得幾十萬元還要高興。「未病防病，有病防變」，這正是手診醫學普及推廣臨床價值之靈魂所在。

此次應讀者的要求，編寫了《5天學會望手診病》

（配VCD），旨在爲讀者提供快速學習手診的方法。書中將手診知識合理地分5天進行介紹。

　　第一天介紹了認識手關節，學會摸骨架診病法。第二天介紹了指甲診病法。第三天介紹了手掌反射區診病法。第四天介紹了手掌各線劃分意義。第五天介紹了望手診病的保健防治的內容，對手掌不同線上的常見疾病信號進行了詳細的講解，還介紹了防治疾病的方法。附有復習思考題，並配有動態VCD光碟。讀者可以根據自己的需要和愛好，閑暇之時，翻一翻，讀一讀，或許對您的有健康有益。

　　需要指出的是，對於書介紹健康教育處方和健康防治處方，請在醫生的指導下應用。

　　最後，借此機會向北京電影錄音錄像公司爲我主講《掌紋診病》成套VCD光碟公開發行的黎濤編導，西安西京整形外科門診部白潔院長，咸陽市秦都公安分局杜芳川、張新明警官和陝西省扶風高中生物教師楊宗寧先生以及那些長期鼓勵與支持我研究手診的朋友們，一一表示感謝！

執業醫師　趙理明

於西安

電話：029-88528231　13488231303

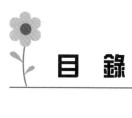

目　錄

第一天
認識手關節　學會摸骨架

一、認識手掌各關節

1.手掌各部位骨架介紹

指骨（圖1-1）：屬於長骨，共14塊；拇指有兩節指骨，其餘各指骨節都有3節。由近側至遠側依次為指骨、中節指骨和遠骨。

掌骨（圖1-1）：共5塊，由橈側向尺側，掌骨的近側端為底，接腕骨；遠側端為頭，接指骨；頭底之間的部分為體。

腕骨（圖1-1）：屬於短骨，共有8塊，排成兩列。腕骨的活動靈活程度同大腦反應靈敏度成正比。腕骨靈活是選擇體育運動員的輔助參考條件之一。常做手腕運動，對大腦有保健鍛鍊作用。

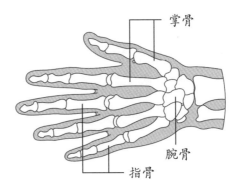

圖1-1　指骨、掌骨、腕骨

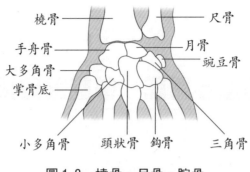

圖1-2 橈骨、尺骨、腕骨

橈骨（圖1-2）：是前臂二骨位於外側的一個，分為一體兩端。

尺骨（圖1-2）：是前臂二骨位於內側的一個，分為一體兩端。

筆者注：筆乃書法之骨，墨乃書法之肉，水乃書法之血。三者之質量同書法作品之精美優劣成正比。筆者多年研究手診感悟，觀手形骨骼診病同書法有相似之處，手是人生命中的主要器官之一，手掌同耳朵一樣，乃人體之縮影，可以反映人體的全部生命信息。其生理功能就是活動，而手骨骼是雙手的支架，是活動中的主心骨和槓杆。骨肉相連，筋能束骨。掌受血而能握，指受血而能攝。故，雙手接受應力和負重是其生物性能。

2.手掌部神經及手形態簡易診病法

（1）手掌部神經簡單介紹（見圖1-3，圖1-4）

（2）手掌形態簡易診病法。

①缺血性肌攣縮手形態：爪形手是筋膜間隔區綜合徵

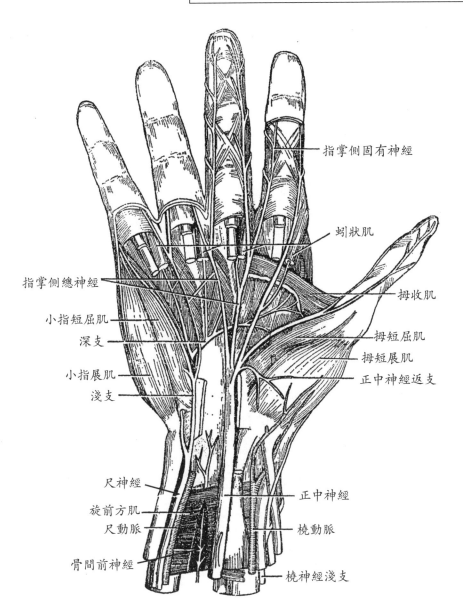

指掌側固有神經

蚓狀肌

指掌側總神經

小指短屈肌

深支

小指展肌

淺支

拇收肌

拇短屈肌

拇短展肌

正中神經返支

尺神經

旋前方肌

尺動脈

骨間前神經

正中神經

橈動脈

橈神經淺支

圖 1-3 手掌面的神經

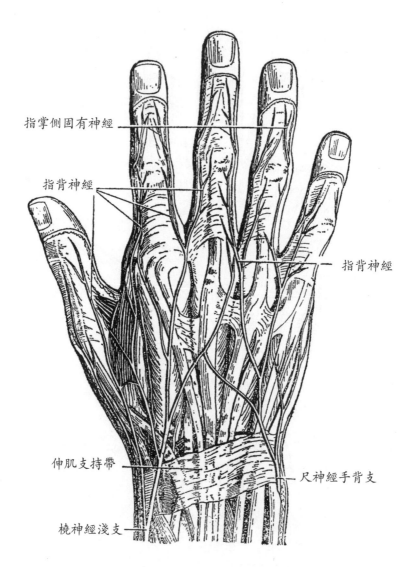

指掌側固有神經

指背神經

指背神經

伸肌支持帶

尺神經手背支

橈神經淺支

圖1-4　手背面的神經

產生的嚴重後果。《諸病源候論》·金瘡病諸候說:「此由傷絕經筋,榮衛不得循行也,其瘡雖癒,筋急不得屈伸也。」上肢的重要動脈損傷後,血液供應不足或因包紮過緊超過一定時限,前臂的肌群因缺血而壞死。慢慢的形成了缺血性肌攣縮典型的畸形爪形手(見圖 1-5)。

②橈神經損傷後的手掌形態(見圖 1-6,圖 1-7)

③尺神經損傷後的手掌形態(見圖 1-8~圖 1-11)

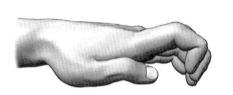

圖 1-5 爪形手

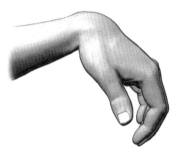

圖 1-6 手腕下垂、拇指不能外展和背伸

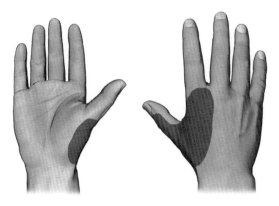

圖 1-7 手部運動障礙、神經營養障礙、感覺障礙區

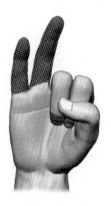

圖1-8　小指、無名指
　　　　伸屈不全

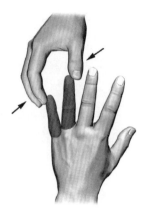

圖1-9　小指、無名指
　　　　外展內收不能

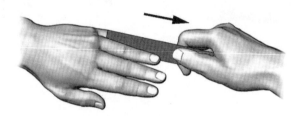

圖1-10　小指、無名指 無夾紙片能力

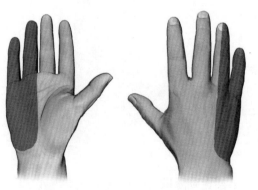

圖1-11　手掌感覺障礙區

④正中神經損傷後的手掌形態（見圖 1-12～圖 1-15）

凡讀者寄來患者手掌照片讓手診醫師診斷時，或臨床上發現雙手掌近手腕發育正常，而近五指端及五指變薄，指細弱，提示此人可能上肢癱瘓或上身癱瘓。需堅持長期按摩拍打上肢即可促進血液循環而減緩肌肉萎縮（見圖 1-16）。

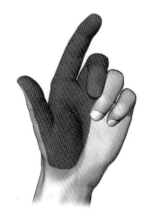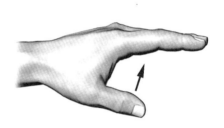

圖 1-12　拇指、食指不能屈曲，中指屈曲不全到位　　　圖 1-13　拇指不能併攏食指

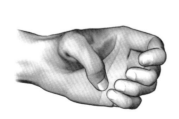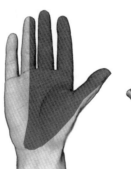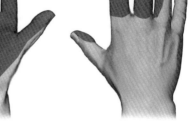

圖 1-14　拇指不能對掌　　　圖 1-15　手掌感覺障礙區

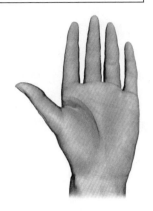

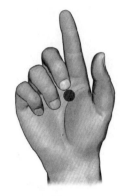

圖 1-16   圖 1-17

手掌自然握拳，在食指尖下的掌面「勞宮」穴處呈「凹」坑狀，提示此人患慢性胃炎疾患（見圖 1-17）。

3. 手掌部常用穴位介紹

（1）**勞宮**：第二、三掌骨之間，握拳，中指尖下是穴（見圖 1-18）。

【主治】：心痛，嘔吐，癲狂癇，口瘡，口臭。

（2）**中衝**：中指尖端的中央（見圖 1-18）。

【主治】：心痛，昏迷，舌強腫痛，熱病，小兒夜啼，中暑，昏厥。

（3）**大陵**：腕橫紋中央，掌長肌腱與橈側腕肌腱之間（見圖 1-19）。

【主治】：心痛、心悸、胸悶，胃痛，嘔吐，癲癇熱病，上肢痹痛，偏癱，失眠，眩暈，偏頭痛。

（4）**列缺**：橈骨莖突上方，腕橫紋上 1.5 寸（見圖 1-20）。簡便取穴時兩手虎口自然平直交叉，一手食指按在

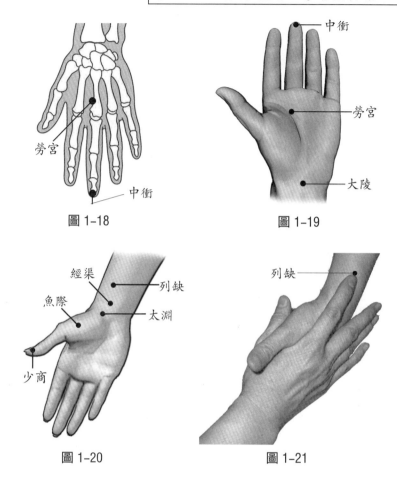

圖 1-18

圖 1-19

圖 1-20

圖 1-21

另一手橈骨莖突上，指尖下凹陷中是穴（見圖 1-21）。

【主治】：傷風，頭痛，項強，咳嗽，氣喘，咽喉腫痛，口眼喎斜，齒痛。

（5）太淵：掌後腕橫紋橈側端，橈動脈的橈側凹陷中（見圖 1-20）。

【主治】：咳嗽，氣喘，咯血，胸痛，咽喉腫痛，腕

臂痛，無脈症。

（6）**魚際：**大拇指掌骨中點，赤白肉際處（見圖1-20）。

【主治】：咳嗽，咯血，咽喉腫痛，失聲，發熱。

（7）**少商：**拇指橈側指甲角旁約0.1寸是穴（見圖1-20）。

【主治】：咽喉腫痛，咳嗽，鼻出血，發熱，昏迷，癲狂。

（8）**商陽：**食指橈側指甲角旁約0.1寸是穴（見圖1-22）

【主治】：耳聾，齒痛，咽喉腫痛，頷腫，青盲，手指麻木，熱病，昏迷。

（9）**合谷：**手背，拇指和食指掌骨之間（見圖1-22）。簡便取穴以一手的拇指指骨關節橫紋，放在另一手拇指、食指之間的指蹼緣上，拇指尖下是合谷穴（見圖1-23）。

【主治】：頭痛，目赤腫痛，鼻出血，齒痛。牙關緊閉，口眼喎斜，耳聾，痄腮，咽喉腫痛，熱病無汗，多

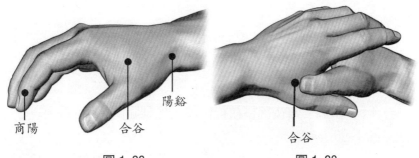

圖1-22　　　　　　　圖1-23

汗，腹痛，便秘，經閉，痛經。

（10）**陽谿**：腕背橫紋橈側端，拇短伸肌腱與拇長伸肌腱之間的凹陷中（見圖1-22）。

【主治】：頭痛，目赤腫痛，耳聾，耳鳴，齒痛，咽喉腫痛，手腕痛。

（11）**四縫**：第二、三、四、五指掌面，近端指關節橫紋中點是穴（見圖1-24）。四縫穴具有清熱消積功能。

【主治】：小兒疳積，百日咳。

【操作】：針消毒，點刺出血或擠出少許黃白色透明黏液。

（12）**神門**：腕橫紋尺側端，尺側腕屈肌腱的橈側凹陷中（見圖1-25）。

【主治】：心痛，心煩，驚悸，怔忡，健忘，失眠，癲狂癇，胸脇痛。具有安神定志、通絡作用。

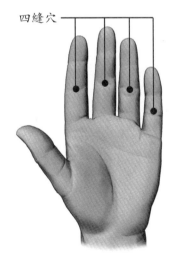

四縫穴

圖1-24

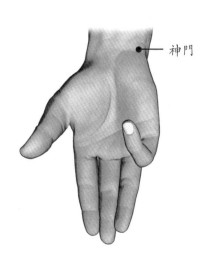

神門

圖1-25

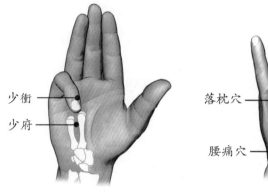

少衝
少府

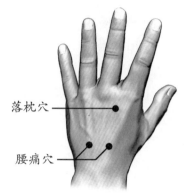

落枕穴

腰痛穴

圖 1-26　　　　　　　　　　圖 1-27

（13）**少府**：無名指、小指掌骨之間，握拳，當小指端與無名指端之間（見圖 1-26）。

【主治】：心悸，胸痛，小便不利，遺尿，陰癢痛，小指攣痛。

（14）**落枕穴**：手背食、中掌骨間，指掌關節後約 0.5 寸處（見圖 1-27）。

【主治】：落枕，手臂痛，胃痛。

（15）**腰痛穴**：手背指總伸肌腱的兩側，距腕橫紋 1 寸處，一隻手上有兩穴（見圖 1-27）。

【主治】：急性腰扭傷。

二、摸手掌骨架診病術

1. 推壓拇指掌骨診頸椎病法

具體方法：醫者用拇指腹側面從患者大拇指背掌骨起

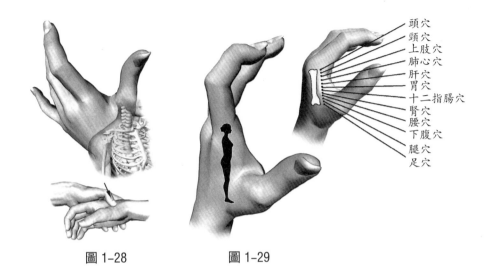

頭穴
頸穴
上肢穴
肺心穴
肝穴
胃穴
十二指腸穴
腎穴
腰穴
下腹穴
腿穴
足穴

圖 1-28　　　　　　圖 1-29

端向手腕處推壓（見圖 1-28）。若對應頸椎處那個部位有凹坑或凸起，提示此人頸椎對應處有頸椎增生疾患。可反覆測推幾次（西安高級按摩師張國軍臨床善用此法手診頸椎病）。

2. 第二掌骨側疾病速診法

（1）第二掌骨側全息穴位群（見圖 1-29）

1973 年，張穎清發現了第二掌骨側的一個新的有序穴群。之後張又在此基礎上創建了「第二掌骨側速診法」（《生物全息診療法》），該法對每個全息穴所相關的人體器官或部位進行了較為詳細的說明。

①頭穴：頭、眼、耳、鼻、口、牙。

②頸穴：頸、甲狀腺、咽、氣管上段、食道上段。

③上肢穴：肩、上肢、手、肘、腕、氣管中段、食道

中段。

④肺心穴：肺、心、胸、乳腺、氣管下段，支氣管、食道下段、背。

⑤肝穴：肝、膽。

⑥胃穴：胃、脾、胰。

⑦十二指腸穴；十二指腸、結腸。

⑧腎穴：腰、臍周、大腸、小腸。

⑨腰穴：腎、腰、尾椎。

⑩下腹穴：下腹、子宮、膀胱、直腸、闌尾、卵巢、睪丸、陰道、肛門、骶。

⑪腿穴：腿膝。

⑫足穴：足、踝。

（2）第二掌骨側疾病速診法

第二掌骨側速診法是從頭穴至足穴的順序，依次按壓一次或數次雙手的各個穴，根據壓痛點有無反應和壓痛點的位置來判定人體哪些部位或器官有無疾患。

【操作手法】：

醫者（測試者）以手大拇指尖逐個按壓穴位，指尖向垂直於淺凹長槽溝的方向施力，並稍以第二掌骨長軸為軸的順時針方向旋轉30度角的揉壓動作，使指尖的著力點抵達以第二掌骨為脊柱位置的模擬人的內臟之位置。

按照第二掌骨側全息穴位群的分布圖，在第二掌骨側從頭穴到足穴用拇指尖以大小適中且相等的壓力順序揉壓一次，若測試一次不明顯時，可再揉壓1～2次。在揉壓某穴時，患者有咧嘴的表情，躲閃抽手的動作，出聲喊痛時，或患者告知某壓穴處有酸、麻、脹、痛感覺明顯，此

處即為反應點。對雙手食指掌骨均可測試。

筆者臨床驗證：此方法的確有它的可靠性和較高的臨床價值。對頸椎病、腸胃方面疾病測試準確率可達 100％。

3. 摸手腕骨架知體質法

醫者用手摸捏被測試者雙手近手腕處的橈骨、尺骨時，若橈骨、尺骨較呈扁平狀明顯者，提示此人體質差，腦力勞動者多見，建議平時應加強體育鍛鍊增強體質。

筆者臨床常常遇見一些患者，說他經常幹體力活就等於進行了體育鍛鍊。其實，體育鍛鍊和健身運動與體力勞動有著本質的區別：一是體力勞動多受工作時間、性質、高熱、寒冷、污濁、嘈雜等環境不良的影響。二是體力勞動為重複的局部限制運動。而體育健身運動是在心情放鬆時在環境清靜、空氣質量較好的情況下使全身能全方位充分得到均衡的有氧運動。

醫者用手摸捏被測試者雙手近手腕處的橈骨尺骨時，橈骨、尺骨較粗似圓狀者，提示此人體質佳，不易感冒，免疫功能強，體力勞動者多見。

4. 刮推中指掌骨診病法

《醫宗金鑒》曰：「若脊筋隴起，骨縫必錯，則成傴僂之形」。《檢骨圖注》曰：「背後頸骨共五節，第一節係致命處。五節之下係脊背骨，共六節，亦第一節係致命處」。《骨格》曰「腰眼骨共五節，第一節係屬致命」。

【診斷方法】：

①手背中指根向手腕處反映人體全部對應脊骨，如同

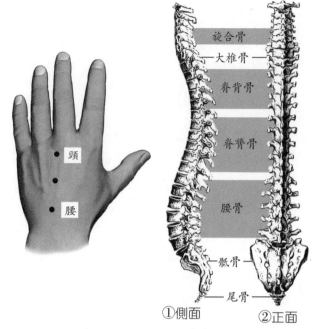

旋合骨
大椎骨
脊背骨
脊脊骨
腰骨
骶骨
尾骨
①側面　②正面

圖 1-30

軀幹站在其中。若用圓木、鋼筆或刮痧板邊沿等在手掌背中指根處向手腕處刮推，那個部位有不平感，提示人體對應脊柱處有增生的等疾患（見圖 1-30）。有關用此方法診斷頸椎增生的方法筆者在《實用掌紋診病技術》和《望手診病圖解》已詳細做過介紹，請讀者查閱。

②若手掌背有青白斑塊，提示此人正患腰椎間盤突出症。

③若對應腰脊骨手背面有較明顯的突起軟骨，提示此人正患腰椎間盤突出症（見圖 1-31）。

④若手背對應腰椎處有白色橢圓斑塊，或者此處有壓痛感，提示此人可能患腰椎間突出症（見圖 1-32）。

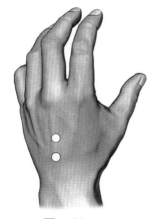
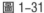

圖 1-31

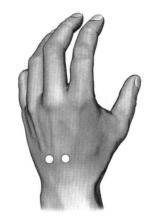

圖 1-32

附：腰椎間盤突出症

由於腰椎間盤發生萎縮性病變以後，因某種原因纖維環部分或全部破壞，連髓核一併同時向外膨出，壓迫神經根或脊髓，引起一系列的神經症狀而疼痛者，為腰椎間盤突出症。本病內因起主導作用。

椎間盤纖維環萎縮性病理變化之後，由某種外力、外傷、慢性勞損、受冷等原因，使韌帶和肌肉的緊張促使萎縮的椎間盤纖維環發生破裂。

筆者多次被邀請在全國各地講手診課，發現有相當一部分學員乃至少數醫務工作者，對腰椎間盤突出症一知半解，有的甚至說其似火車車廂脫鉤一般，真是亂說一通，盲目誇大自己的療效。故借此機會對腰椎間盤突出症簡單做以下介紹。詳見圖 1-33～圖 1-38 說明。

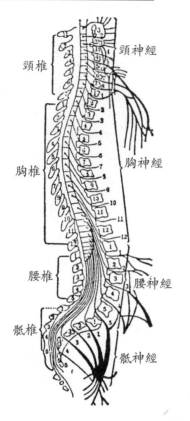

頸椎　　　　　　　頸神經

胸椎　　　　　　　胸神經

腰椎　　　　　　　腰神經

骶椎　　　　　　　骶神經

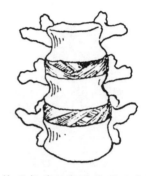

腰椎間盤前側觀纖維環深淺層
的纖維相互交錯呈方格樣排列

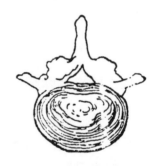

腰椎間盤橫切面纖維環呈洋蔥
皮樣結構，中央為髓核

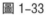

圖 1-33

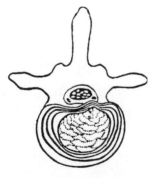

圖 1-34　幼弱型

突出物無被膜

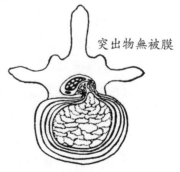

圖 1-35　成熟型一

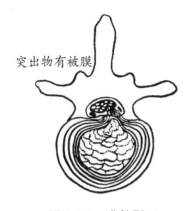

突出物有被膜

圖 1-36　成熟型二

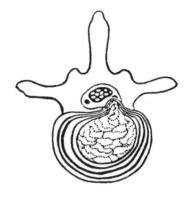

圖 1-37　移行型

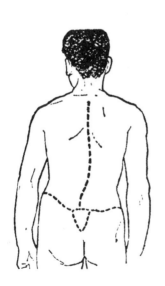

凸側向病側的脊柱側彎

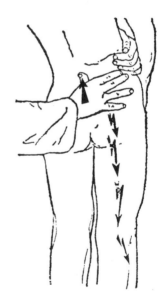

檢查壓痛點疼痛向下肢放射

圖 1-38

（1）幼弱型

為纖維環不全破裂，環之內層纖維斷裂，外層尚保持完整，其破裂之軟弱部受椎間隙壓力之排擠，髓核可自其脆弱部向外膨出。

（2）成熟型一

有的突出物無被膜，其突出的斷端可能與附近組織發生黏連。臨床表現為持續性且症狀逐漸加重。

成熟型二

纖維環完全破裂，破裂纖維的斷端自椎間隙向外膨出，有的突出物上被以薄膜，從而與附近組織隔絕不致發生黏連。

（3）移行型

介乎幼弱型與成熟型之間，纖維環接近完全破裂，可轉變為成熟型完全突出或縮回椎間隙而自癒。

壓痛點對確定腰椎間盤突出症有極高的臨床價值，中心型腰椎間盤突出症醫者用手按時，大多數患者感覺有疼痛感並向兩下肢放射。

筆者注：患者平臥，雙腿伸直。醫者用手大拇指壓摸患者雙側腹股溝，若有條狀硬結，並有壓痛感，提示為腰椎間盤突出。哪側有痛感，就提示在哪側有突出，若兩側均有痛感，就提示為中央型腰椎間盤突出症。

5.推壓無名指掌骨診病法

【操作方法】：

醫者用拇指由無名指根向手腕方向推壓摸患者無名指

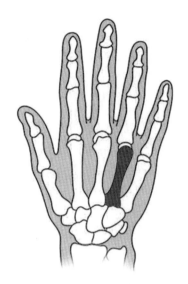

圖 1-39　無名指掌骨圖

掌骨時，患者感覺疼痛，有抽手、咬牙等反應表情動作時，提示此人可能患下列疾病信號：骶椎移位、下肢乏力；男性前列腺增生；女性月經不調（見圖 1-39）。此方法西安高級按摩師王兆生學習後慣用於臨床。

復習思考題

1. 簡單講述手部各關節名稱。

2. 什麼叫做手掌形態望診法？

3. 請讀者在自己手掌上指出合谷穴、勞宮穴、少商穴、列缺穴、腰痛穴、落枕穴的位置。

4. 講述一下推壓拇指掌骨診斷頸椎病方法。

5. 了解第二掌骨全息診病方法。

6. 怎樣摸捏近手腕骨、橈尺骨了解體質？

7. 試敘述一下腰椎間盤突出症。怎樣進行手診診斷？

8. 無名指掌骨推壓法可診斷那幾種病？

第二天
學會指甲診病

三、看圖學手指甲診病法

1. 手掌指甲全息圖及指甲各部位劃分名稱

　　觀甲診病自古有之。甲乃筋之餘，以映內臟肝膽之疾。凡事物的局部都相似於該事物的整體，這是全息論的基本定則。故指甲診同目診、耳診、舌診一樣，根據其枯榮異樣變化之陽性反應物，可測人體全身健康盛衰狀況。十幾年前，王文華等醫師研究甲診就按照全息論繪製過指甲人體信息意象圖。就是把五指如圖 2-1 樣併攏，全手掌指甲有似一個五官俱全的蜷縮狀的胎兒形影。一般說來，大拇指指甲和中指指甲均可反映人體全身疾病信號。有關五指指甲診病方法下文詳述，這裡暫不贅言。所謂「全息」，是指生物

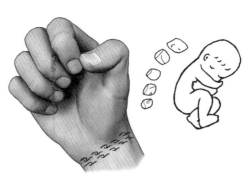

圖 2-1

體部分與部分、部分與整體之間信息全等的一種自然屬性。它含有整體全部信息之相對獨立的部分。山東大學張穎清教授稱它為「全息元」或「全息胚」。

人體上的眼、耳、手、足等部分都 是全息胚，在不同程度上都是整體的縮影，所以，醫生運用點穴、耳針、手針等方法可以診治全身性的疾病。

指甲各部位劃分見圖 2-2。

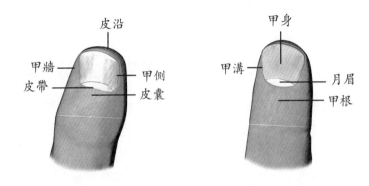

圖 2-2

五個手指和指甲對應的全息圖見圖 2-3。

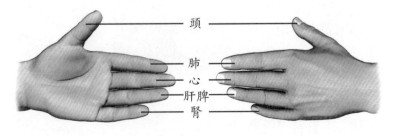

圖 2-3

2. 指甲色澤診病法

（1）十指甲前端有片狀紅帶出現，提示胰腺炎信號。臨床發現有些胰腺患者中指甲還出現不規則的紫色斑塊狀（圖2-4）。若中指甲面一側有幾條異色中斷線（圖2-5）。詢問在未患感冒時，大拇指白色月眉發紅色，有時上腹左側或肚臍周圍有鈍痛，提示此人患有慢性胰腺炎信號。

（2）十指甲甲面沿下有一條細鮮紅線，提示此人正患腸胃炎（圖2-6）。

（3）十指甲甲面沿下有一條較寬粗樣鮮紅色，提示此人正患大腸炎、腹瀉（圖2-7）。

（4）大拇指指甲白色月眉部位幾乎佔全甲的二分之一，呈紅色，白色月眉又有鮮紅斑塊狀，提示此人慢性咽炎、扁桃體炎因感冒

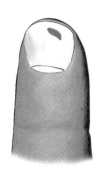

圖2-4

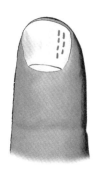

圖2-5

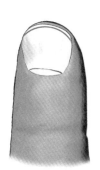

圖2-6

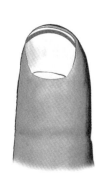

圖2-7

而引起急性發作（圖2-8）。

（5）十指甲呈綠色狀，提示可能為做工時原料所染（圖2-9）。

（6）十指甲呈白色，多提示此人貧血、營養不良。若長期全甲面為白色，可能為遺傳體質所致（圖2-10）。

（7）大拇指指甲面出現一條不凸起的縱黑線紋，提示甘油三酯高，血黏度高，腦動脈硬化信號。若兒童有此線，臨床驗證可使大腦記憶力減退（圖2-11）。臨床調查

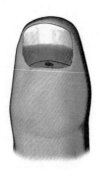

圖 2-8

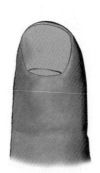

圖 2-9

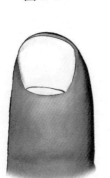

圖 2-10

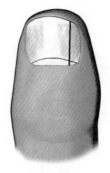

圖 2-11

發現，此類小孩均胖，平時最愛吃包裝華麗、口感好的零食。參見本書彩圖實例分析第 8 病例學習。

（8）十指甲甲面乾巴無色澤，如乾木樣色澤，提示此人已患惡性腫瘤到中晚期（圖 2-12）。

（9）十指指甲面白色月眉處出現有縱黑色露苗小線向上放射，提示此人已患惡變病，臨床發現婦科癌症多見（圖 2-13）。

（10）十指甲甲面乾巴呈灰色，甲面下又有數朵小黑斑點者，提示此人已患惡變病到中晚期（圖 2-14）。

（11）一指指甲或幾個手指指甲變醜陋，發朽木樣灰色，甲下挖空，為甲癬，也稱灰指甲（圖 3-15）。甲癬影響美觀也難治，治療費用也高，內服藥物最易傷胃損肝腎。筆者從事多年臨床中醫皮膚科

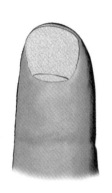

圖 1-12

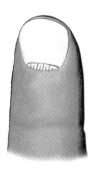

圖 2-13

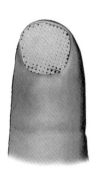

圖 2-14

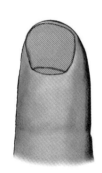

圖 2-15

工作，現介紹治甲癬效果理想的簡便方法：川楝子 15 克，白芥子 5 克，硫酸銅 9 克，食用紅醋 50 克左右泡和，兩天後起用。每次用棉簽蘸藥水塗在甲癬上，塗藥前需用刀片刮去甲角質層，以不滲血為度，每日 2～3 次反覆塗藥即可。病癒後必須再堅持一段時間，以維持療效。

（12）十指甲呈青黑色，提示此人體內有嚴重的淤血阻滯（圖 2-16），車禍及其他外傷患者常常可以看到青黑色指甲。

（13）十指甲皮帶緊縮，皮囊處呈咖啡色，並生有肉倒刺，提示此人近期心火、胃火旺盛，或心臟神經官能症（圖 2-17）。

（14）多數指甲甲面中央發白色，提示此人正患胃疾（圖 2-18）。

（15）十指甲甲面呈黃色，提示此人正患肝、胃或子宮疾患（圖 2-19）。

（16）十指甲發藍色，提示此人心臟功能障礙，臨床發現其人雙唇也發紫藍色（圖 2-20）。

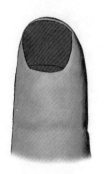

圖 2-16

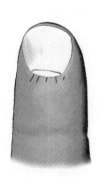

圖 2-17

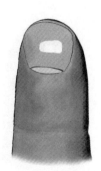

圖 2-18

　　（17）若小指指甲面有一塊白色斑塊狀，小指皮囊發紅變腫，提示此人正患泌尿系統結石病（圖2-21）。

　　（18）十指甲甲面均出現白色點狀，提示此人近期消化功能異常（圖2-22）。

　　（19）食指甲面有一條不凸起的黑色縱線紋，提示此人患有慢性支氣管炎（圖2-23）。

　　（20）青年女性若十指甲周甲牆皮色短時間充血發紅色，多提示正在月經期或月經量多。若男性或者未在月經期的女性出現甲牆皮色發紅，應詢問此人腹痛的具體位

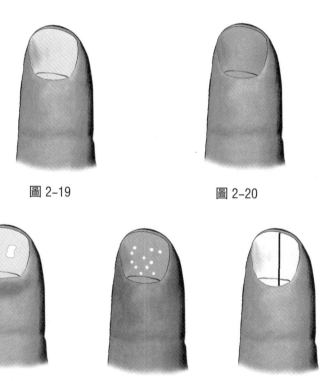

圖2-19　　　　　　　　　圖2-20

圖2-21　　　　　　圖2-22　　　　　　圖2-23

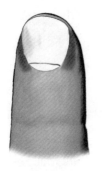

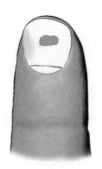

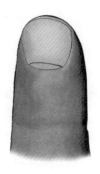

圖 2-24　　　　　　圖 2-25　　　　　　圖 2-26

置，提示可能其臟腑有內出血現象（圖 2-24）。

　　（21）多數指甲面中央若出現有烏雲狀黑斑塊，提示此人患肝惡變病信號（圖 2-25）。

　　（22）十指甲發青色，多見於心血管病、急腹症，或其他危及生命的急症。如果一位孕婦十指甲短時間發青色惹人注目，建議應盡快去醫院檢查胎兒是否健康（圖 2-26）。

3. 指甲健康圈診病法

　　（1）十指甲健康圈（白色月眉）發青色，提示此人有氣血淤滯的危症（圖 2-27）。

　　（2）十指甲健康圈及甲身近甲根三分之一處甲面發青色，提示此人近期患有嚴重腹瀉（圖 2-28）。

　　（3）十指甲健康圈發灰黑暗色，提示此人身體某位患有疼痛症，或有高血脂，動脈硬化（圖 2-29）。

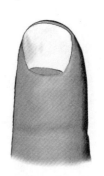

圖 2-27

　　（4）十指甲健康圈均發黑紅色或紫藍色，提示此人心臟疾病信號（圖2-30）。

　　（5）十指甲健康圈均為牛奶樣白色，指甲面也發白色，提示此人患有氣血雙虧（圖2-31）。

　　（6）十指甲健康圈同甲面乾燥似朽木樣發白色，多提示肝癌中晚期（圖2-32）。

　　（7）十指甲健康圈大於全甲的五分之二，提示此人有家族遺傳性高血壓（圖2-33）。隨著年齡增長應積極防

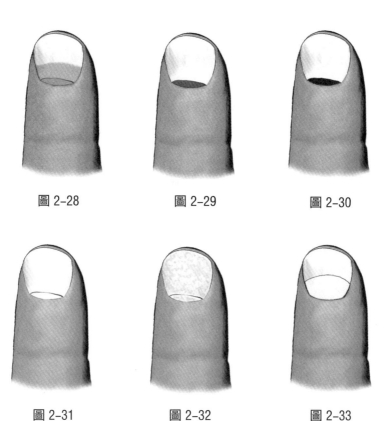

圖2-28　　　　　　圖2-29　　　　　　圖2-30

圖2-31　　　　　　圖2-32　　　　　　圖2-33

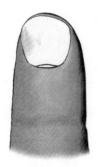

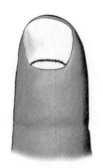

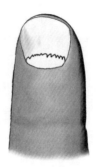

圖 2-34　　　　　　圖 2-35　　　　　　圖 2-36

治，預防肥胖是首要之事。

（8）十指甲無白色健康圈或健康圈過小，提示此人有遺傳性低血壓（圖 2-34）。若進入 50 歲之後身體發福臃腫者，要預防高血壓。

（9）十指甲健康圈走向甲面邊沿呈小鋸齒狀，提示此人心律有失常信號（圖 2-35）。

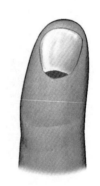

圖 2-37

（10）若十指甲健康圈過大，走向甲面邊沿呈地圖鋸齒狀，多提示胃患惡變病信號（圖 2-36）。

（11）若小指甲健康圈比其他四指健康圈呈紅色者，提示此人近期心臟有疾患（圖 2-37）。

4. 觀指甲外形形態變化診病法

（1）十指甲呈長大甲形（甲體面積佔本指節的五分之三以上），提示此人先天性呼吸道功能差，易患呼吸系統

疾病（圖 2-38）。

（2）十指甲呈小甲形（甲體面積佔本指節三分之一），提示此人易患先天性頑固性頭痛。若進入 50 歲之後，甲體變為深紅色，提示此人應控制血壓，積極預防腦中風（腦出血），腦血栓疾病發生（圖 2-39）。

（3）十指甲多數呈圓形甲體，提示此人易患偏頭痛（圖 2-40）。

（4）若指甲多數呈頭大根小的扇形甲體，且前端上翹後端呈凹狀，提示此人易患甲狀腺疾病，性功能易減退（圖 2-41）。

（5）若指甲多數呈三角形狀，提示此人易患腦脊髓病（圖 2-42）。

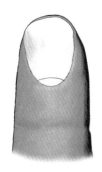

圖 2-38

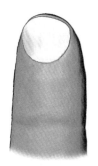

圖 2-39

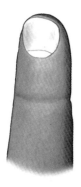

圖 2-40

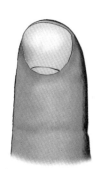

圖 2-41

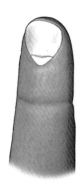

圖 2-42

（6）十指甲呈又寬又短者，以雙手大拇指最為明顯，女性有此指甲提示可能易患不孕症；男性可能為少精、死精症（圖2-43）。

（7）十指甲呈勺狀，提示此人為長期糖尿病所致（圖2-44）

（8）食指指甲比其他指甲發亮偏歪，提示此人患不孕症，臨床驗證多為輸卵管不通（圖2-45）。

（9）小拇指甲根前端大而甲根小，指甲皮帶又緊束，提示此人易患不孕症（圖2-46）

（10）大指指甲面出現有一條隆起的縱黑線紋，提示此人患高血壓、心絞痛（圖2-47）。

（11）小指指甲面有一條縱線凸起，提示此人患有胃炎（圖2-48）。

（12）中指指甲兩側呈有角形的方形甲，提示此人患有胃竇炎信號（圖2-49）。

（13）食指指甲面有淺的橫凹溝，提示此人患有慢性胃炎（圖2-50）。

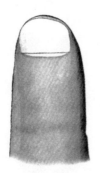
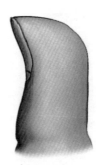
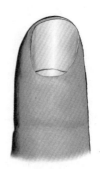

圖2-43　　　　　圖2-44　　　　　圖2-45

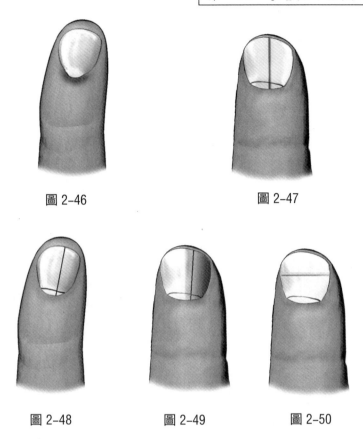

圖 2-46　　　　　　　　　　圖 2-47

圖 2-48　　　　圖 2-49　　　　圖 2-50

四、五指形態氣色診病法

1.大拇指

　　五指以大拇指最為重要，是手的最重要部位，與其餘四指有相對等的功能。它的長度以在五指併攏時同食指第一節一半等高為標準。大拇指代表一個人的遺傳因素和腦

力之強弱。

（1）大拇指根變細，提示呼吸道和胃腸有病變（圖2-51）

（2）大拇指第二指節掌面紋雜亂，有十字紋，提示此人易患頭痛（圖2-52）。

（3）大拇指呈蜂腰狀，提示此人易患乏力症（圖2-53）。

（4）大拇指指腹肚扁平，彈性差，提示此人體質差，易感冒（圖2-54）。

（5）大拇指看上去短小，提示此人易患心腦血管病，反應也遲鈍（圖2-55）。

（6）大拇指過於粗大，提示此人愛動怒，易患胃疾（圖2-56）。

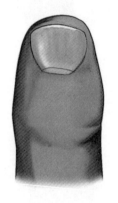

圖 2-51

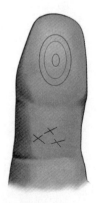

圖 2-52

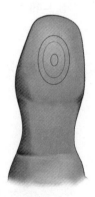

圖 2-53

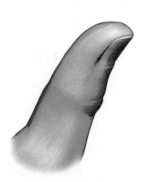

圖 2-54

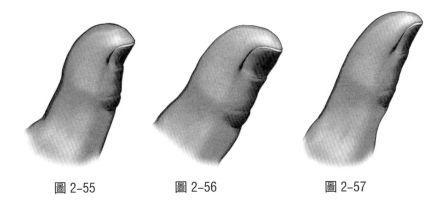

圖 2-55　　　　　圖 2-56　　　　　圖 2-57

（7）大拇指指端呈圓球狀頭，提示此人易患頭痛。

（8）大拇指根（大魚際）無彈力，大拇指指腹壓時無彈力，提示此人體質差，肺功能和腸胃功能差（圖 2-57）。

（9）自然死亡，像機器磨損到了極限而自然損壞一樣，實現生命的最後自然終結。老人在自然死亡之前，或人久病到了臨終前，大拇指提前幾天就會慢慢地縮眠在掌內。臨床證明，這是腦死亡信息。請讀者參看《望手診病圖解》「臨終預兆」一節學習。

2. 食 指

食指代表肝功能和肺功能。它的長度以在五指併攏時達到中指第一節一半為標準。

（1）食指長於中指，提示此人易患心臟病（圖 2-58）。

（2）食指第二節變成蜂腰狀者，提示此人患慢性支氣管炎（圖 2-59）。

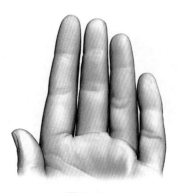

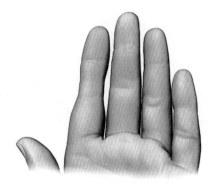

圖 2-58   圖 2-59

（3）食指指節紋為一道者，提示此人大腦反應遲鈍，思想注意力不易集中。

（4）食指第二節粗壯者，提示此人缺鈣，牙和骨以及指甲易受損傷。

筆者注：人體之骨只有牙齒和指甲可以直接看見，故憑二者受損狀況可以診斷肝腎之健康。

3.中 指

中指屬心，居中，主神明，代表人的主觀意識。它的長度應高於食指和無名指。

（1）中指若低矮短於兩鄰指，提示此人易患心律失常。

（2）中指特別長，提示此人易患腰痛（圖 2-60）。

（3）中指較其他手指蒼白細弱，提示此人貧血，心臟供血不足，心臟功能障礙。

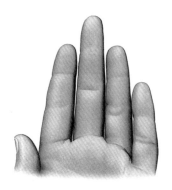

圖 2-60

4.無名指

　　無名指也稱藥指、環指。無名指長度至中指第三節三分之一處為標準。多做無名指運動可以緩解大腦疲勞。

　　（1）無名指活動遲緩，提示此人患有癲癇病之信號。

　　（2）無名指變細、弱而無力，提示此人患有膽囊疾病。

　　（3）無名指短，指節紋又雜亂，提示此人先天性體質差。

　　（4）無名指同中指齊長，或稍長於中指，提示此人身體健壯。

　　（5）無名指第二節指節紋發青黑色，提示此人膽囊有病。

5.小　指

　　小指遺傳性強，它的長度到無名指第二節指節紋處為

標準。代表心、肺，生殖功能，同時實踐證明，它的長短外形美觀還反映一個人的口才之優秀與否。

（1）小指標準健康，甲面健康圈明顯，提示此人性功能強。

（2）小指比其他手指發涼，提示此人心臟功能弱而血液循環差。

（3）小指近無名指側皮增厚，或變異色，提示心臟病信號。因心經正好運走於小指內側。

（4）小指短小而彎曲，無論男女均提示易患不育不孕症。

復習思考題

1. 熟練掌握手掌指甲全息圖及指甲各部位名稱。

2. 指甲色澤診病法同觀甲外形診病法有何不同？舉幾例說明？

3. 掌握指甲健康圈診病法對臨床有何意義？

第三天
學會觀手掌反射區診病法

五、望手型及動態簡易診病法

（1）方形手掌者，皮膚常為黝黑色，提示此人易患膽囊疾病、風濕關節炎（圖3-1）。

（2）長方形手掌者，皮膚較粗，掌色為黃色，提示此人易患腸胃病，胃下垂者多見（圖3-2）。

（3）粗短形手掌者，其五指非常短，提示此人易患心

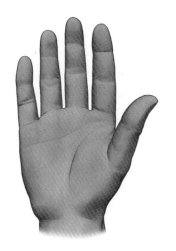

圖 3-1

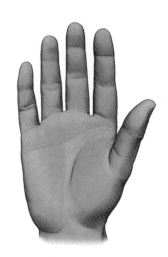

圖 3-2

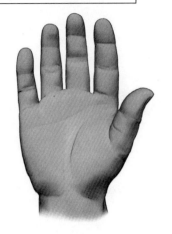

圖 3-3

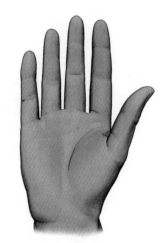

圖 3-4

律失常，進入老年後需防治心臟疾患（圖3-3）。

（4）細長形手掌者，雙手掌膚色同雙臂皮膚色澤幾乎無差別，提示此人易患消化功能性腸胃疾病（圖3-4）。

（5）粗壯結節形手掌者，體力勞動者多見，易患高血壓、胃病、腰腿痛、腦血管疾病（圖3-5）。

（6）五指自然併攏時，掌部寬大，而五指同掌部呈尖錐形狀手掌，此類人手掌多皮膚軟而細膩，臨床發現腦力勞動者多見，自我保健意識強。

（7）雙手掌出現麻木、僵硬，或有蟻行感覺，提示此人患有原發性高血壓信號，或

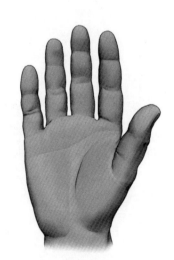

圖 3-5

原發性高血壓合併存在有糖尿病或
頸腰腿痛控制不良引起的末梢神經
炎發作。

（8）一個人進入 50 歲之後，
短時間雙手出現發抖，提示腦動脈
硬化，腦缺血，老年性痴呆病信
號。建議及時去醫院身體檢查。

（9）手掌心常發熱，提示此
人多為飲食失調導致脾胃內傷。

筆者注：合理飲食，優於單純
治療。

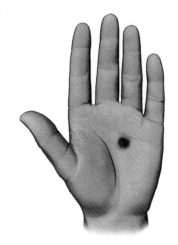

圖 3-6

（10）一個人患感冒發熱時，如果雙手背發熱而手心
不熱，提示此人的感冒可能因受風寒而引起。風寒感冒時
用藥越早越好。

（11）雙手十指背有明顯的血管浮露，提示此人有慢
性肝病史，應提防肝臟惡變病的發生。

（12）手掌明堂皮下有結節包塊，壓痛與胃疾輕重成
正比，多見於早期胃癌患者。此人常常兼有冬天手發涼，
夏天手發熱的症狀（圖 3-6）。

六、望手掌氣色診病法

（1）雙手掌皮膚色澤光亮引人注目，提示此人患有風
濕類疾患。

（2）雙手掌發紅色，以十指腹最為明顯，多提示此人
患有糖尿病。

（3）雙手全掌有篩滿紅白色斑點，提示此人目前正患有胃病（圖3-7）。

（4）雙手掌明堂處發白色，提示此人正患胃病，若雙手掌明堂發青色，提示此人胃病嚴重。

（5）一手掌或雙手掌中指根掌面處發青色，如淤血在皮下，提示此人正患頭痛，腦血管疾病恢復期。

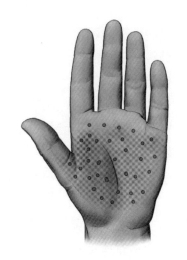

圖 3-7

（6）雙手掌看上去全發青色，提示此人體內有淤血所致。

（7）手背發青黑色，或手背有褐色斑點，提示此人為膽囊結石症，膽囊切除後膽管有結石者也可見到此色斑塊，女性膽囊結石者手背臨床最為常見。

（8）高血壓患者若雙手掌短時間發紅色，應高度預防腦出血發生。

（9）雙手掌主線、指節紋均發紫色，提示此人血黏稠（圖3-8）。

（10）手掌胃區常常白色帶黃，提示此人患有膽汁倒流性慢性胃炎。若胃區白色光亮，提示

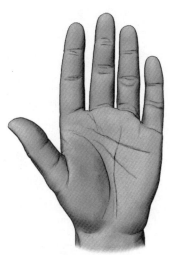

圖 3-8

此人一著涼腹部就發脹，也可能患有慢性胃炎。

　　（11）手掌面出現黃色小顆粒瘤變，且多分布於雙掌和各指節打褶的地方，提示此人血脂偏高。

　　（12）手背中央有紫色，或有硬塊並有壓痛感，提示此人正患胃潰瘍。

七、望手掌反射區診病法

1.手掌九宮八卦劃分法

　　手掌可分為九個區域，俗稱九宮（圖 3-9）。第個區

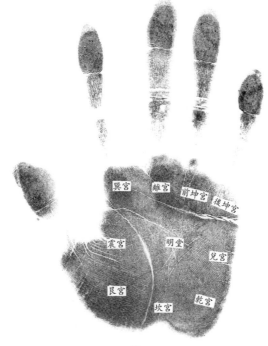

圖 3-9

域都代表人體不同的器官或功能，如果哪個區域顏色或紋線等不正常，則表示哪個器官或系統可能要出現問題了。

九宮代表意義：

巽宮：肝膽。離宮：心腦。震宮：性慾、胃功能。前坤宮：視神經。後坤宮：腎及生殖泌尿系統。兌宮：呼吸系統。乾宮：肺及神經系統。坎宮：生殖、腎功能、直腸肛門。艮宮：大腸、脾胃功能。明堂：心血管循環功能。

2.手掌九星丘劃分法

手掌九星丘劃分法與手掌九宮八卦劃分法的意義一樣（圖3-10）。透過觀察各星丘顏色或紋線的變化也可推斷出人體某器官或系統的情況。

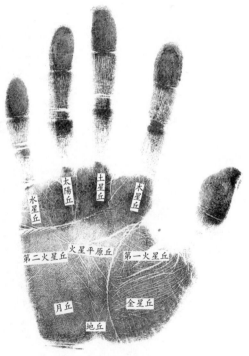

圖3-10

3. 手掌酸鹼區劃分法

學習手診還要了解手掌酸鹼區劃分法（圖 3-11）

酸區：本能線包圍大拇指的掌面大魚際部位。

鹼區：無名指小指縫下和食指、中指縫下至感情線掌面土星丘、太陽丘部位。正常情況下，酸區面積大於鹼區面積。

鹼區增大，提示胃病、哮喘、臟器下垂、低血壓；酸區增大，提示高血壓、腦出血、糖尿病、心臟及腎疾患信號。

酸性體質的人，喜歡喝咖啡，喝了也不影響睡眠。鹼性體質的人，對咖啡很敏感，睡前飲一杯咖啡就影響入睡。

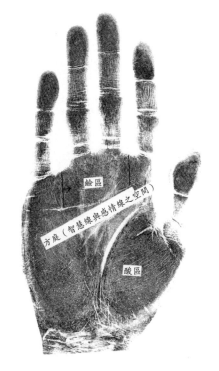

圖 3-11

4.手掌與人體臟腑病理對應圖

人體五臟六腑在手掌上的對應部位見圖 3-12。了解和掌握這些部位，對手診大有裨益，可準確判斷疾病的部位的種類。

5.人體臟腑解剖認識圖

醫學家王清任說：「著書不明臟腑，豈不是痴人說

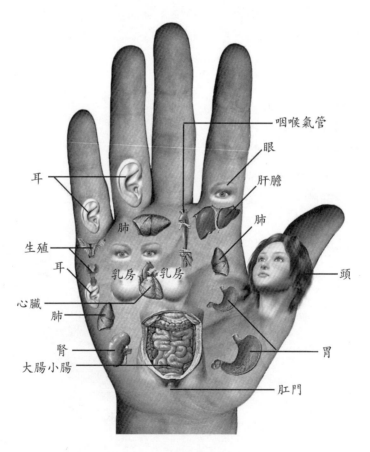

耳

生殖

耳

心臟

肺

腎

大腸小腸

咽喉氣管

眼

肝膽

肺

肺

乳房　乳房

頭

胃

肛門

圖 3-12

夢；治病不明臟腑，何異於盲子夜行」。故手診愛好者了解並掌握人體臟腑簡單解剖圖對臨床望手診病具有重要的指導意義（圖3-13～圖3-18）。

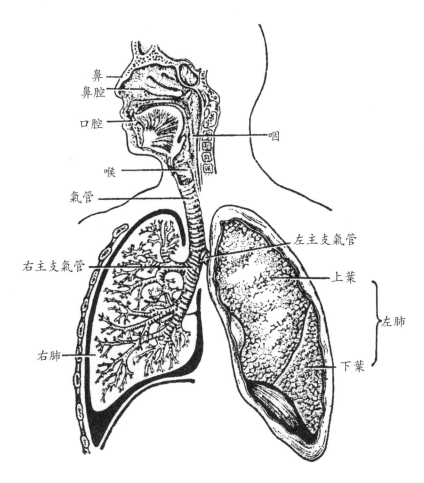

鼻
鼻腔
口腔
咽
喉
氣管
左主支氣管
右主支氣管
上葉
左肺
右肺
下葉

圖 3-13　呼吸系統全圖

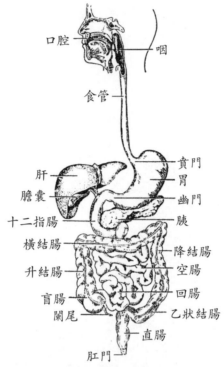

口腔

咽

食管

肝
膽囊
十二指腸
橫結腸
升結腸
盲腸
闌尾

賁門
胃
幽門
胰
降結腸
空腸
回腸
乙狀結腸
直腸

肛門

圖 4-15　消化器模式圖

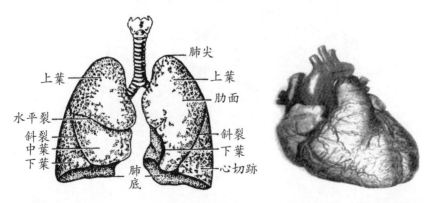

肺尖
上葉
上葉
肋面
水平裂
斜裂
中葉
下葉
斜裂
下葉
心切跡
肺底

圖 3-14　氣管、主支氣管和肺模式圖

圖 3-16　心臟外形圖

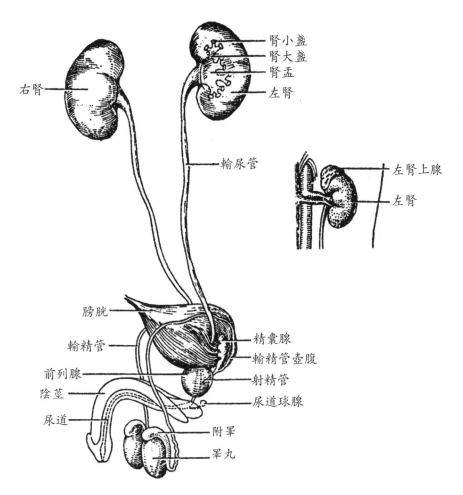

圖 3-17　男性泌尿生殖器模式圖

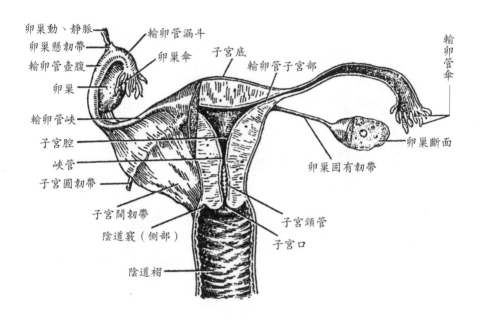

卵巢動、靜脈
卵巢懸韌帶
輸卵管壺腹
卵巢
輸卵管峽
子宮腔
峽管
子宮圓韌帶
子宮闊韌帶
陰道窮（側部）
陰道褶

輸卵管漏斗
卵巢傘
子宮底
輸卵管子宮部
輸卵管傘
卵巢斷面
卵巢固有韌帶
子宮頸管
子宮口

未產婦子宮口

經產婦子宮口

圖 3-18　女性內生殖器（前面觀）模式圖

6.手掌病理紋及常見符號

手掌常見病理紋的符號見圖 3-19。

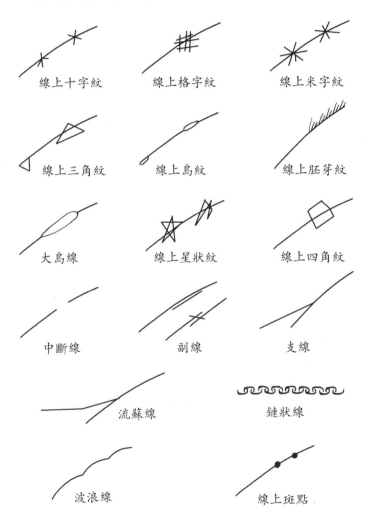

線上十字紋　　　線上格字紋　　　線上米字紋

線上三角紋　　　線上島紋　　　線上胚芽紋

大島線　　　線上星狀紋　　　線上四角紋

中斷線　　　副線　　　支線

流蘇線　　　鏈狀線

波浪線　　　線上斑點

圖 3-19

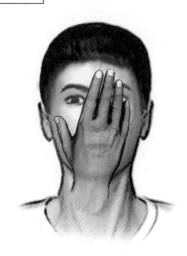

圖 3-20

7. 手掌與自身的正常大小比例

將自己的手掌面扣住顏面，以手腕至中指尖的長度恰好蓋住顏面為標準，手腕在下巴處，中指尖應在髮際。如果一個人身材高大，用此法測手偏小，五指較粗短，提示此人易患心臟病。若身材低矮單薄，用此法自測手偏大，五指偏長，提示此人易患脾胃病（圖 3-20）。

復習思考題

1. 請在自己手掌上劃出九宮八卦和九星丘位置。

2. 敘述金星丘、月丘、巽位、坤位、震位、明堂各位代表的臨床意義。

3. 酸鹼區在手掌上怎樣劃分？

4. 熟練掌握手掌與人體臟腑病理對應圖。

5. 手掌紋的副線、島紋、米字紋有何病理價值？

第四天

學會手掌各線劃分法

八、認識手掌 40 條紋路

1. 手掌 21 條自然線解析

（1）本能線（圖 4-1）

也稱生命線，就是由手掌虎口中央起點，自然走向手腕之處將大拇指圍起的掌褶紋線。它代表人的壽命、體質、活力、能力、精力、健康和疾病狀況。標準的本能線，深刻、明晰、飽滿無間斷分叉，不超過中指中垂線。不能錯誤地從它的長短、粗細來論壽命之長短。若有叉紋、障礙線，提示有大病先兆。本能線有統領諸線的作用。

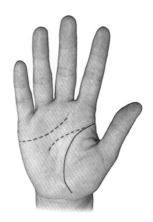

圖 4-1　本能線

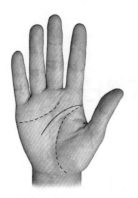

圖 4-2　智慧線

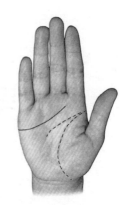

圖 4-3　四指掌褶紋線

（2）智慧線（圖 4-2）

也稱腦線。就是由手掌虎口中央走流到掌中，至無名指中垂線處為標準。標準的智慧線，表示大腦聰明，精力充沛，心情愉快，健康活潑。若智慧線不正常發展，提示心血管、智力、腦神經系統以及頭部方面疾病信號。此線與遺傳有關。

（3）四指掌褶紋線（圖 4-3）

也稱感情線。就是由手掌打擊緣小指下起點走流到中指下的掌紋。它代表心臟、視神經、呼吸道、食道等人體健康病史狀況。

（4）玉柱線（圖 4-4）

也稱命運線。就是由手腕中央向上走至中指下的掌紋。此線並非人人皆有，它與遺傳有關，代表人的體質、心血管系統以及人的精力盛衰狀況。

命運，只是一種機遇，而道德和人生觀才是命運的根本，是提升自我的明燈。命運是人自己的行為來主宰決定

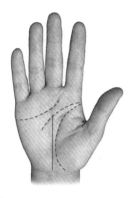

圖 4-4　玉柱線

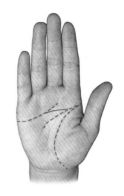

圖 4-5　貫橋線

的。

（5）貫橋線（圖4-5）

就是承接腦線和四指屈掌褶紋之連線。有此線，揭示心臟功能障礙。

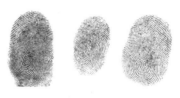

圖 4-6　指紋

（6）指紋（圖4-6）

就是十指腹先天的自然紋。常見的指紋有渦斗紋、螺斗紋、箕指紋、弓指紋、帳式弓形紋、馬蹄樣紋、S 形指紋。

若男性十指中有五個弓形紋和有開口指紋偏向大拇指的反箕紋，患有先天性不育症。

（7）指節屈褶紋（圖4-7）

簡稱指節紋。就是手掌十指每節承接處一兩條粗而明顯的橫

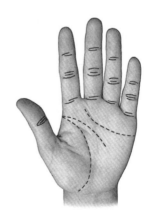

圖 4-7　指節屈褶紋

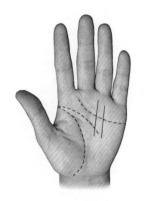
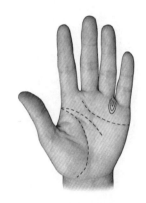

圖 4-8　太陽線　　　　　圖 4-9　坤位馬蹄樣指紋

紋。若十指第一指節紋只有光滑一道，提示此人在學習時注意力不易集中，大腦易開小差，一般注意力集中不超過20分鐘。若十指每指節紋均呈一條光滑的橫紋，提示此人大腦反應遲鈍，痴呆。

（8）太陽線（圖4-8）

就是無名指下有一兩條穿過感情線之豎線，它代表人的氣質、呼吸系統、精神狀態等。與人的智能、技術等有關。筆者多年臨床驗證，有成就的作家、教授以及有成功事業的人均有發達的太陽線。

（9）坤位馬蹄樣指紋（圖4-9）

食指、中指、無名指、小指之縫掌面指樣紋越多，且開口大者，提示此人反應愈遲緩。一般正常人無名指與小指縫下坤位處均有馬蹄式指樣紋。

（10）壽線紋（圖4-10）

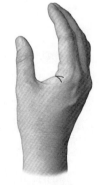

圖 4-10　壽線紋

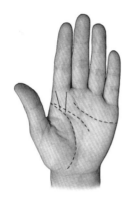

圖 4-11　健康線

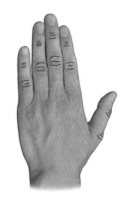

圖 4-12　手背指節紋

也稱第二健康線。就是本能線起點向手背方向延伸或此線末端延伸變深。是進入老年體健而長壽之象徵。

（11）健康線（圖 4-11）

就是本能線上部向上生出的一條或兩條走向中指或食指的生機勃勃的掌紋。有此線代表其人健康，即使身體有病，也能很快康復。

（12）手背指節紋（圖 4-12）

就是指節紋各關節手指背對應處之紋。此紋兩三條並呈彎曲狀，提示此人大腦發育健康，若只有一條，提示此人反應遲鈍。若指節紋咖啡色，無名指最明顯，提示膽囊疾患信號。

（13）性線（圖 4-13）

就是小指下掌打擊緣從四指掌屈紋上側生出兩三條平直清晰而不

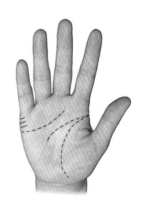

圖 4-13　性線

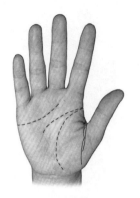

圖4-14　佛眼紋

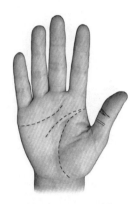

4-15　孔子目紋

間斷之掌紋。標準的性線長不超過小指中垂線。它與人的性生活、泌尿生殖系統有關。

（14）佛眼紋（圖4-14）

就是大拇指第二節橫紋有小眼狀紋連接。臨床價值同孔子目紋（見下邊內容）。

（15）孔子目紋（圖4-15）

就是大拇指第一節和指背對應處有眼狀紋，四指末端第一節有雙條指節紋。有此紋代表其人聰明。知識分子多有此紋。若大拇指節紋只有一道，第二指節面有一兩條同樣的明顯橫紋，也屬於孔子目紋。

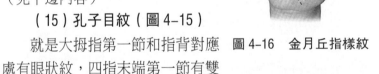

圖4-16　金月丘指樣紋

（16）金月丘指樣紋（圖4-16）

就是手掌月丘、金星丘有指肚樣紋。有此紋出現，提示此人即使看上去壯實，但耐力差（不是爆發力）。若雙

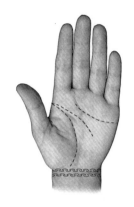

圖 4-17　手頸線

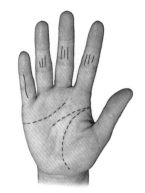

圖 4-18　指節掌面川字紋

手均有此紋，提示此人若患大病，康復緩慢，抗病能力、免疫力、忍痛能力均弱。

　　筆者臨床發現，一個人若雙手金月丘有指樣紋，十指中有七個以上指紋開口均向小指側，提示此人平時應注意保健。在癌症患者中常可看到這樣的指掌紋。

　　（17）手頸線（圖 4-17）

　　就是手腕處兩條橫線。它代表生殖功能。如果靠手掌手頸線上有星字紋符號，或手頸線殘缺不全，或呈標準的鏈狀紋或手腕處有幾條靜脈浮露，提示腎及生殖功能差，如為女性，則易患婦科炎症。

　　小孩手腕處出現靜脈浮顯，像頭髮一縷一縷地聯合一起如麥穗狀，說明幼兒消化系統有障礙和營養缺乏。

　　（18）指節掌面川字紋（圖 4-18）

　　就是十指節面均有豎形紋。若老年人出現此紋，表示體健，若小指又有一條如錐劃沙一樣貫通的豎溝線，提示長壽意義更大。臨床驗證，如果年輕人指節多數有淺淺的

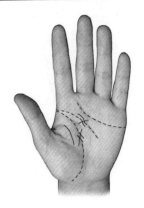

圖 4-19　副線

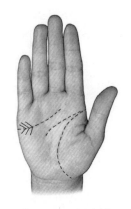

圖 4-20　生殖線

豎線紋，提示此人正處於身體易
於乏力時期。

（19）副線（圖4-19）

就是主線雙側有長的平行線
或主線中斷處又有短線承接之
線。前者代表身體健康，後者提
示即使患病也能康復。

（20）生殖線（圖4-21）

就是四指掌屈褶紋起端呈根
鬚狀紋。它代表生殖功能之旺
盛。

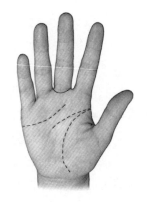

圖 4-21　土星環紋

（21）土星環紋（圖4-21）

就是手掌離位有一條弧線正好扣住中指根部，為標準
的土星環。它提示眼疾，肝氣不舒。若土星環移扣到食
指，提示身心健康。若土星環內呈凹狀，色澤晦暗，提示
心功能障礙。所謂肝氣不舒，即心理壓力大，是指近期由

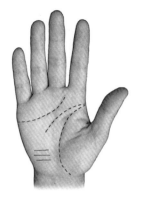

圖 4-22　放縱線

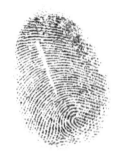

圖 4-23　自線紋

於各種刺激因素所引起的身體不適和精神上的緊張、焦慮、苦悶、煩躁等不良反應。

2. 手掌 19 條病理線解析

（1）放縱線（圖 4-22）

就是小魚際處有一條或數條朝本能線方向浪漫走流的橫線。它揭示性生活過度，或患糖尿病，生活不規律或長期熬夜，或接觸過毒品、麻醉品。若幼兒有放縱線，提示經常夜哭或長時間俯臥睡覺。

（2）白線紋（圖 4-23）

就是手指墨印在白紙上顯示方向、長寬不一的白色紋路。臨床發現白線紋女性高於男性，左手高於右手，成人高於兒童。若白線紋出現在掌面，提示體內對應處有不健康的先兆。如指腹出現的白線紋多，提示腎功能差，體質差，血壓偏低，血液循環障礙。

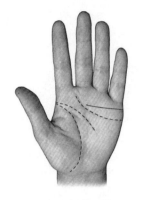 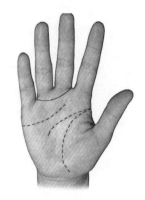

圖4-24　肝分線　　　　　　圖4-25　過敏線

（3）肝分線（圖4-24）

就是性線延長超過無名指中垂線，也稱酒線。有此線多提示過量飲酒或藥物中毒導致肝功能障礙。關節炎痛風患者也可見到此紋，接觸毒品及肝臟疾病患者也常見此紋。

（4）過敏線（圖4-25）

也稱金星環。就是連接食指、中指二指縫與小指、無名指縫之間的弧形連線。有此線提示過敏性體質，易患藥物、皮膚、支氣管過敏。若過敏線無論從何方生出都走不到位，則無過敏診斷價值。若兩邊均生出但中間有寫行書樣連接狀，提示有過敏診斷價值。過敏線一條或兩條很明顯，臨床價值意義大。

（5）異性線（4-26）

靠手掌打擊緣掌面上，有橫「丫」字紋，稱為異性線。青年人如果雙手掌均有眾多迷戀恣性的倒丫字紋，提示房事過頻，應提防泌尿系統感染。

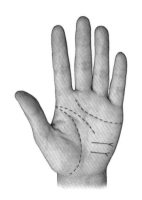

圖 4-26 異性線

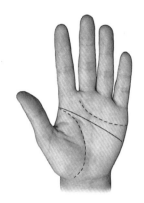

圖 4-27 雪梨線

（6）悉尼線（圖4-27）

就是智慧線延長至打擊緣的線。大約在 1970 年，有掌紋研究者在澳洲的雪梨市發現的一種特異變化掌屈褶紋。臨床代表各種惡變病信號，若發現雙手均有雪梨線，線末端又有島紋，提示所患疾病應引起高度重視，觀察其手掌變化來指導病人去醫院向某一科檢

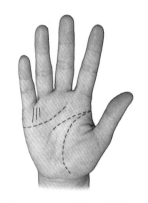

圖 4-28 水星垂紋線

查。若兒童雙手有雪梨線，提示發燒致使智力發育已受到影響，或易患過敏性紫癜病。

（7）水星垂線紋（圖4-28）

就是坤位小指、無名指縫下有幾條縱細線。提示生殖泌尿系統疾病，若此線粗而明顯且為兩三條為下肢乏力症。

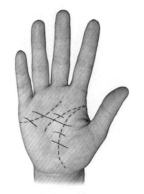

圖 4-29　干擾線

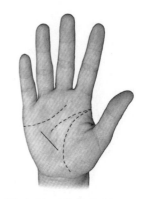

圖 4-30　非健康線

（8）干擾線（圖 4-29）

就是干擾主線的橫豎線。干擾線可組成各式各樣的病理紋。有讀者問，干擾線能否叫干擾素線？回答：不能。干擾素是當人生命體內受到一些病毒感染干擾時，體內就會產生一種物質以阻止或干擾病毒再次在人體內作亂感染。干擾素有抗病毒和增強免疫調節等功能。

（9）非健康線（圖 4-30）

就是起於掌坎宮，斜走小指下坤宮方向處的掌紋。有此線出現，提示此人健康。

（10）胚芽紋（圖 4-31）

就是本能線上部靠掌心側，線上有數條排列向上的露苗小線。臨床反應氣血雙虧、血壓偏低、體質差、易患感冒及腦力勞動者多見此紋。建議有胚芽紋者應注意營養，

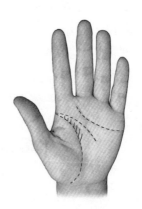

圖 4-31　胚芽紋

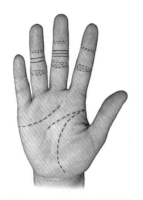

圖 4-32　指節橫紋線

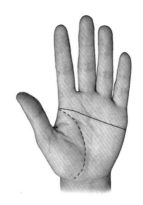

圖 4-33　通貫掌

加強體育鍛鍊。

（11）指節橫紋線（圖4-32）

就是指節掌面出現數條橫細線，以無名指第二節面橫紋為代表，稱為病紋線。此紋如同非健康線一樣，代表多病、體質差、內分泌失調。

（12）通貫掌（圖4-33）

就是四指掌屈褶紋，智慧線合融在一起的掌紋。也稱斷掌、轉道紋，此線與遺傳有關。此線代表人的體質、智力、壽命和疾病的發展方向，且易患頭痛。

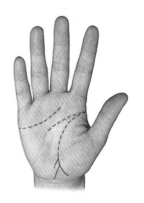

圖 4-34　便秘線

（13）便秘線（圖4-34）

就是本能線下部靠掌內處有幾條流蘇樣支線走向月丘處。若有一條較長支線，提示長期性頑固便秘。醫學家趙學敏說：「凡治病，總宜使邪有

出路。」習慣性便秘可導致黃褐斑、扁平等病。便秘是百病之源。

（14）頸椎線（圖4–35）

就是中指和無名指縫下掌面智慧線上側生有一支線走向小指根方向。有此線出現，提示患者有頸椎增生病。頸椎是人身之棟，是健康之舵。某種胃病就是頸椎有疾所為，頸椎對一個人生命健康至關重要。所以，醫界有「病從頸生，治病從頸」、「頸為百病之根」之諺訓。

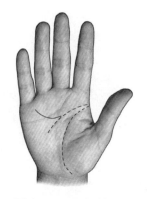

圖 4-35　頸椎線

（15）變異線（圖4–36）

就是肝分線變異延長穿過三大主線走流到大拇指掌面之線。此線代表疾病已在向惡變發展。

（16）指腹豎紋線（圖4–37）

就是在多數十指腹上出現幾條豎紋。若指腹豎紋雜亂而多，提示目前消化功能差，消化腺分泌失調。肝臟是人體中最大的腺體。我國成年人肝

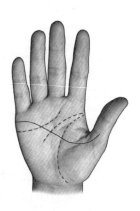

圖 4-36　變異線

臟的重量在男性為 1230～1450 克；女性肝臟重為 1100～1300 克。胰是人體第二大消化腺，胰位於胃的後方，其位置較深。消化液是由消化腺的腺細胞分泌的，三個主要的消化腺，如唾液腺、胰腺和肝臟等位於消化道的附近，它們所分泌的消化液，如唾液、胰液和膽汁，可由與消化道相通的導管流進消化道內，對食物進行化學性全面消化。

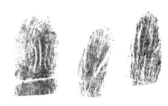

圖 4-37 指腹豎紋線

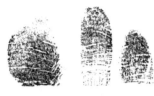

圖 4-38 指腹橫紋線

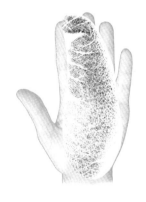

圖 4-39 打擊緣線

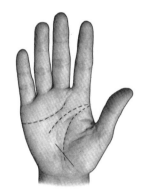

圖 4-40 美術線

（17）指腹橫紋（圖 4-38）

就是在雙手多數指腹上出現有橫紋，揭示目前精神壓力大而致使體質差或有睡眠障礙。

（18）打擊緣線（圖 4-39）

打擊緣線就是掌根至小指根的手掌外緣，若此處皮弛紋多，提示近期消化功能有障礙。若此處同全手掌皺巴巴的，多提示目前精神壓力大，已影響食慾不振或腹瀉或情緒紊亂。

（19）美術線（4-40）

就是生命線末端有一條先天性斜穿的線。有此線者，

臨床驗證自幼喜歡美術，或有藝術、美術天賦，但隨著年齡的增長易患腰痛。

九、望手診病思路與技巧

1. 望手診病次序

學手診者首先應從內心去關心病人，同患者能熱忱交流。一看手掌形態；二看手掌氣色澤；三摸手掌軟硬及溫度；四從大拇指向小指方向順序看三大主線（本能線、智慧線、四指屈掌褶紋）；五看手背及指甲；最後再全面分析解釋。

筆者注：看手掌時無論左右手，均以大拇指側為對應人體病理左側，小指側為人體病理對應右側。

2. 觀手掌病理線，提示患者查體保健

下面，筆者根據多年臨床經驗舉例講述，希望讀者根據自己的臨床經驗去領會，去體會，去發展，目的是使大眾手診醫學更好地為人民群眾保健服務，最終在探索手診領域裡取得成效。

病例 1：

馮某，男，42 歲，1992 年 8 月讓筆者看手診病，手診病理紋右手巽位（木星丘）紋雜亂（圖 4-41），臉型也呈上窄下寬的膽囊形，簡稱膽囊形臉。疑患膽結石病之傾向，建議患者要養成平時吃早飯的習慣，盡量少食花生米，多吃黑木耳。此患者為了證實筆者的說法，三日後去

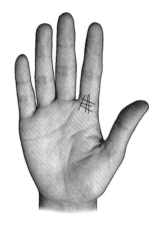

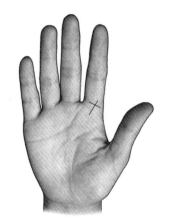

圖 4-41　　　　　　　　　　　　圖 4-42

某醫院做 B 超查檢，未發現膽囊結石。由於患者同筆者很熟悉，還譏笑了筆者幾句。從此仍然我行我素不聽筆者讓其改變飲食習慣的忠告。大約在 1994 年國慶節期間，此患者專程拿著病歷和 B 超圖讓其妻子陪同來醫院門診找筆者說，他已患了膽結石病，痛來要命。類此病例，臨床屢見。望手診病是關心健康人，指導健康人，使他們不生病或少生病，這是觀手掌診病的「上工治未病」的靈魂所在。

病例 2：

楊某，女，38 歲，1996 年 4 月 12 日來門診看皮膚病時筆者手診發現，其右手木星丘（異位）有「十」字紋，手指背關節皮膚發青黑色（圖 4-42）。筆者告訴她患有膽囊結石，她看著自己的手立即便說：「哎呀，我確實患有膽結石，做 B 超是泥沙小顆粒狀的，我母親、我姨媽，我大舅均得過膽結石，都已經手術了。」筆者為她提供的健康處方是：膽結石雖有遺傳傾向，但只要平時養成吃早餐習

慣，不吃或少吃花生米，多吃黑木耳，多飲水，大便暢通，膽結石一般不會形成。若膽囊疼痛隱約發作時，禁止吃酸味食物，以防酸性收斂引起膽道括約肌收縮而誘發膽囊疼痛加重而受痛苦折磨。1997 年 7 月 18 日，此患者帶來三四個人讓我看手診，他告訴筆者去醫院查體，膽囊結石已消失。筆者再看她手背色澤也正常了。

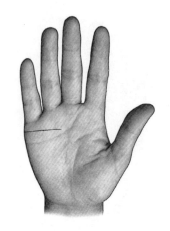

圖 4-43

病例 3：

李某，男，36 歲，小車司機。1995 年 2 月來門診看病時手診發現他雙手生命線只走到全程一半中斷消失，並有肝分線（圖 4-43）。建議患者應戒煙酒，少動怒。告訴患者有肝惡變病家族史、肝病史，患者承認他家族有兩人患肝硬化都 50 歲左右去世。患者由於工作關係，陪酒越來越多。他也採取了一些小辦法，說他每次陪酒前先偷偷地喝一兩袋優酪乳以護胃黏膜。2000 年 12 月此患者最終以肝不敵酒，英年患上了肝硬化，並耗資兩萬餘元治療。急驟大量吃酒，先腐胃後爛肝。酒精在人體內又不溶解，使胃黏膜充血，水腫，乃至糜爛，若長期吃酒，酒精便可引起細胞胞漿脫水發生沉澱，酒精濃度越高，對肝腎及胃損傷越大。

病例 4：

女，張某，46 歲。1999 年 5 月手診時發現左手掌地丘（坎宮）有主線一樣粗而明顯的垂直島紋（圖 4-44）。凡

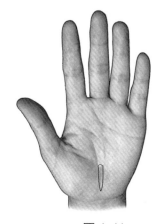

圖 4-44

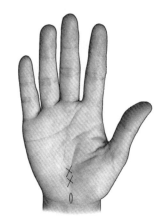

圖 4-45

這種島紋，提示此人患有直腸腫瘤先兆。建議每三個月去送醫院檢查一次。2000 年 8 月 20 日，筆者再次被邀請在鴨綠江畔丹東張貴林刮痧手診按摩學校講課時，患者告知筆者她去醫院先後檢查了兩次，確診為直腸腫瘤，便立即手術了。現該患者仍在該學校上班。

病例 5：

女，64 歲，四川人，2001 年 3 月手診，發現十指甲甲身近甲根三分之一甲面發青色，右手掌地丘有主線一樣明顯的垂直島紋符號（圖 4-45）。問診知她已有斷續腹瀉史，只要用了藥，腹瀉就會好一些。建議她盡快去醫院檢查。大約一星期後，患者之女打來電話告知我說，檢查結果沒有發現什麼，醫院只開了些治腹瀉之類藥物，筆者再次電話建議她說，再先進的儀器，對某種病來說也代替不了醫生個人的多年臨床經驗，不要過分迷信儀器。建議定期檢查。大約 10 天左右，家屬抱著對手診將信將疑的態度

又陪病人去一家市級醫院檢查，結果證實病人不幸患上了乙狀結腸腺體癌。

病例6：

女，張某，39歲，高級工程師。2000年12月24日來門診看皮膚病時手診綜合分析，提示有肝損傷史、肝硬化先兆。建議定期去醫院檢查。在某醫學院檢查化驗無異常。來找筆者詢問時，筆者仍讓她以定期檢查為好。2001年6月15日，患者親自來門診拿著檢查結果對我用感謝的語氣說，在第四軍醫大學住院20天，肝穿刺證明已患早期肝硬化。離醫院時，該患者對筆者說，只有強大的精神力量才是戰勝疾病的一把利器。此病例讀者可以參考《望手診病圖解》典型病例十墨印傳真手掌紋圖學習。

中外大量的資料證明，手診醫學是中醫、西醫、道教醫學乃至心理醫學的診斷範疇。根據筆者多年來研究手診經驗證實，手診的診斷思路和醫學的理論密不可分，是在醫學理論框架下變化演義而來的。如怒傷肝，思傷脾，是中醫的說法，當患者有意無意地使這兩臟超負荷了，手掌上的紋路、氣色等陽性反應物也就隨之投影而出。也就是說，是臟腑疾病決定手掌符號（掌紋）在變化，而不是手掌之變化優劣主宰人體內部健康。如一個人百日愛身惜體，卻也難補一時醉酒傷肝之害，手掌上就會自然而然出現肝損傷的病理紋路。

讀者應牢記手掌上各部位與臟腑的病理反應區域和掌握一些中醫基礎理論有關臟腑功能的學說，這是熟練掌握望手診病技術的思路關鍵！大家知道，是勤奮和智慧叩開了出生在奧地利一個貧苦農民家庭孟德爾的基因科學的第

一道大門。所以，當讀者在學習了手診後，要盡最大的努力廣泛大量看手，否則，即使你把書複製記在大腦中，也會成為無源之水、無根之木而不能思維發展。

3.幾種手紋線易混淆疾病的區別法

（1）生命線突然中斷消失的家族性腦出血與肝硬化遺傳傾向手診區別（圖4-46）。生命線末端分小叉紋疑為腦出血，末端頭齊不分叉疑有肝硬化傾向。

（2）頸椎病與腋下淋巴結核病及乳腺增生手診區別法（圖4-47）。頸椎增生是智慧線只有一條支線走向坤位方向，慢性腋下淋巴結核病是有雙條支線走向水星丘方向，乳腺增生是在無名指下方庭處有葉狀島紋，慢性腋下淋巴結核病是在無名指下方庭處有如圖樣雙層葉狀島紋。

（3）肝分線長短區別關節炎法（圖4-48）。肝分線斷續狀或長短在無名指下為肝臟受損傷信號，肝分線延長走在中指下交感情線上，為關節炎信號。

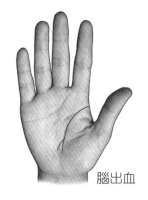
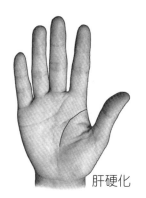

腦出血　　　　　　　　　　　　肝硬化

圖4-46

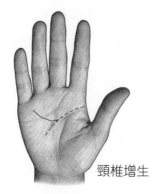

頸椎增生

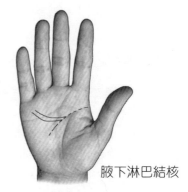

腋下淋巴結核

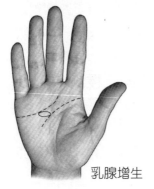

乳腺增生

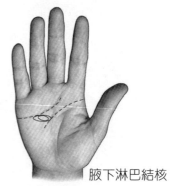

腋下淋巴結核

圖 4-47

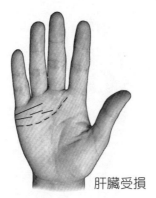

肝臟受損

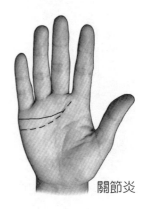

關節炎

圖 4-48

（4）生命線下端的大分叉與便秘支線的區別。生命線末端分大叉紋，叉線同主線一樣粗為關節炎信號（圖 4-49）。生命線末端生有細支線走流月丘方向或地丘處，為便秘信號（圖 4-50）。

（5）子宮肌瘤與卵巢囊腫手診區別（圖 4-51）。生命線末端線上有小島為子宮肌瘤信號。生命線末端兩側有小狹長島或支線上有狹長小島為卵巢囊腫信號。

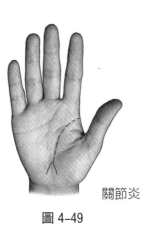

關節炎

圖 4-49

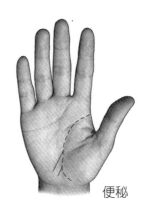

便秘

圖 4-50

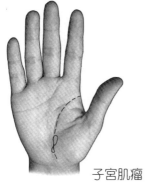

子宮肌瘤

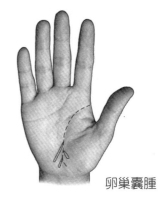

卵巢囊腫

圖 4-51

4. 舉例講解手診判斷疾病信號、診斷思路與預防

（1）心肌梗塞

手診醫師若臨床發現某患者手紋有患胃病、關節炎、腰痛及心肌梗塞先兆，應建議患者以預防心肌梗塞為主，一要生活規律，情緒穩定；二要戒煙禁酒，控制血壓，忌大怒大喜；三要少吃脂肪多的肉類；四要保持大便通暢，晚飯量少多飲水；五要夜間少做劇烈運動以免興奮致使心肌耗氧量增加誘發心肌梗塞。

資料報導：北京地區心肌梗塞發病高峰期為每年 11 月份至第二 1 月份與 3～4 月份。上海地區心肌梗塞發病高峰期為每年 12 月份至第二年 3 月份。廣州地區心肌梗塞發病高峰期為每年 10 月份到第二年 2 月份和 4 月份。由以上統計數據可知，心肌梗塞發作與冷空氣活動有一定關係。手診發現疾病信號和預防同樣重要。心肌梗塞的病理符號，一是生命線中央變細；二是感情線上有大「十」字紋；三是感情線中指下末端有島紋做終結；四是生命線呈波浪狀走行；五是十指甲面有突出的幾條橫紋線（圖 4-52）。

（2）頸椎增生

如果手掌只有明顯的幾條長的太陽線（圖 4-53），而無頸椎手紋線，這時應提示患者積極預防頸椎病發生。因為多年臨床手診經驗告訴我們，這類人多為腦力勞動者

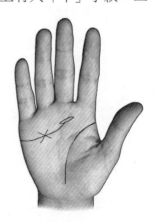

圖 4-52

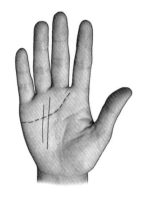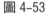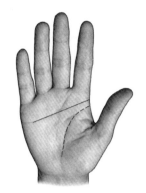

圖 4-53　　　　　　　　　圖 4-54

或久坐俯首工作者，患頸椎病與他們的工作習慣有關。

（3）乳腺增生

2004 年 9 月 20 日，筆者被邀請到中國中醫研究院遼寧丹東大眾醫學培訓基地舉辦手診講師班時，現場給學員講解一位 34 歲女性患者的手掌紋。當筆者提示患者目前要積極預防乳腺增生，進入 50 歲以後要預防心肌梗塞發生，該學校按摩教師郭大偉先生提問說：「她手掌上沒有乳腺增生和心肌梗塞符號呀？」讀者先看看該患者的右手掌紋描繪圖（圖 4-54）。

分析：右手智慧線如同尺子量的一樣，長而筆直，又同本能線起點交匯處分開距離大，這就提示此人性子急，易動怒，又固執，愛拗勁，乳位屬肝，乳腺增生多由鬱怒損肝、肝鬱氣滯所致。當筆者進行分析時，患者搶過話頭說，她前年去醫院體檢時有過輕微的乳腺增生，現在已好了。又說，她家族先後已有四個人患突發性心肌梗塞而去世。這也是她最為擔心苦惱的事。

筆者對她的健康指導處方是：一要努力調整好心態，注重調養。心態，就是人們對事物的看法和態度，它是人們採取一切行動的基礎。二要切忌大喜激動。人人都懂動怒對身體有害無利。大喜可以使人的交感神經興奮引起腎上腺素分泌增多而呼吸、心跳加快，使心臟耗量增加，易出現心絞痛、心律不整，心肌梗塞。三要生活規律，看看有關預防心臟病方面的書刊。

以上乃是防治乳腺增生和心肌塞死的上上之策。科學發展到今天，雖然醫學上仍不能控制遺傳，但我們可以透過手診提示患者進行預防，這便是筆者為之投入大量的時間和心血的目的所在。讀者要想在手診醫學領域裡有所成就，就要由大量看手實踐，取得第一手材料，練習你的慧眼，從中找出規律，要有別人一伸出手就一眼能看穿的洞察能力！連打仗這樣複雜多變而緊迫的事都有《孫子兵法》給人以指導。只要讀者學習後勤於臨床，善於總結，一定會在這片土地上有自己的前途出路，為更多人的健康服務。有關手診判斷疾病信號診斷思路在臨床課堂和實例分析圖譜中還有介紹，這裡暫不舉例。

復習思考題

1.請講出生命線、智慧線、感情線分別在手掌上的位置。並敘述它們的起點位置和長短標準。

2.試敘述一下便秘線和頸椎線的臨床病理意義。

第五天

學會望手診斷疾病和保健防治

十、臨床課堂講解

1. 生命線上可判斷的常見疾病信號

（1）五指併攏時生命線同腦線之夾角掌面脂肪凸起，異位有小島紋符號，手掌面色澤紅，白斑布滿，人肥手胖，均提示此人患有脂肪肝信號（圖5-1）。

健康教育處方

①合理飲食，不過飽，晚飯宜清淡。食肉類食物後不要急於飲茶水。

②多做有氧運動的散步、太極拳、廣播體操。保持心情舒暢，以提高身體抗病免疫能力。

③保持足夠的睡眠。晚上睡前用熱水泡足以提高睡眠質量。

④多食纖維蔬菜，水果，以保持大便暢通。

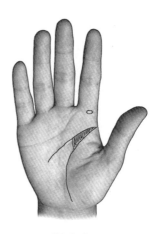

圖 5-1

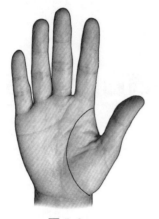

圖 5-2

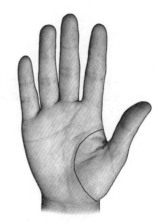

圖 5-3

（2）雙手生命線起點偏高，提示此人肝火旺、愛動怒，易患肝膽類疾病（圖 5-2）。

健康教育處方

①加強文化知識學習，提高修養。看一些鼓舞人們積極向上的思想健康方面的書籍。

②克制遇事衝動，培養冷靜思考和處理問題的習慣。

（3）雙手生命線起點近大拇指偏低，使酸區小，提示此人為先天性低血壓，易患不育症的信號（圖 5-3）。

健康教育處方

①加強體育鍛鍊。

②盡量減少長期熬夜習慣。

③中成藥防治低血壓：生脈飲；補中益氣丸；人參養榮丸。

④不育症：樹立正確的人生觀。當檢查後可治時，應積極配合治療。

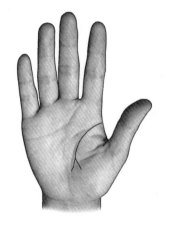

圖 5-4

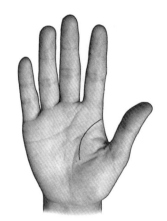

圖 5-5

（4）生命線只走到全程一半突然中斷，消失，且末端分小叉紋，提示此人有家族性腦出血病史（圖 5-4）。若雙手均有此紋，手診臨床價值意義更大。

健康防治處方

①不要過分勞累，特別是腦力勞動者。

②養成良好的心態，遇事不順心時切忌大怒。

③堅決禁酒需知：酒精乃頭腦中的炸彈。酒後勿飲濃茶醒酒。因為酒精和濃茶都有興奮心臟的作用，二者同時進入體內對心臟及血管神經均有刺激作用。再者，酒精絕大部分在肝內轉化為乙醛後再變乙酸，乙酸又分解成二氧化碳和水，經腎臟排出體外時，會使腎臟過早地受到酒精傷害。

（5）生命線只走到全程一半突然消失，末端頭齊。雙手均有此線，臨床價值更大（圖 5-5），提示此人有家族性肝硬化病史。

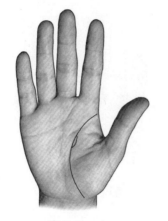

圖 5-6

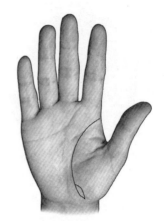

圖 5-7

健康教育處方

①培養豁達的心態。盡量減少情緒波動，以免怒傷肝而誘發肝硬化。

②戒煙禁酒。長期吸煙易造成肝臟供血減少而影響肝臟之營養。長期飲酒可導致酒精肝而誘發酒精性肝硬化發生。

③平時勿要食鹽太重過量。飲食多樣化。少食高脂肪食物。

④盡量不要濫用藥物，以免傷損肝臟。

⑤解酒方：若由於工作關係或礙於面子非得飲酒時，以盡量少喝為佳，最好點一兩盤豆腐菜。有資料報導，豆腐中的半脫氨酸有解酒精毒性之作用。

（6）生命線中央有明顯的黃豆大小的島紋符號，多提示此人脾或中焦某臟器有患囊腫信號（圖 5-6）。

健康教育處方

①戒煙酒，保持情緒穩定。

②肝區脾區有不適感時，應去醫院做 B 超等檢查防治。

（7）生命線末端有明顯的大島紋符號（圖5-7）。男性提示此人隨著年齡增長有患腰腿痛、前列腺疾病信號。女性提示此人有患腰腿痛和附件炎疾病信號。女性若雙手掌生命線末端均有大島，提示婦科惡性腫瘤先兆。

健康教育處方

①資料報導：女性吸煙者患宮頸癌比常人要高出 14 倍之多。

②平時仔細觀察自己的手掌氣色紋路變化，就會發現它如同溫度計一樣不斷變化。提示自己是否有潛伏疾病在發展，指導去醫院檢查。須知：家庭以人為本，人以健康為本，健康以預防為本。

（8）雙手生命線中央變細弱，提示此人有患心肌梗塞、乏力症信號（圖5-8）。手診醫師若臨床發現此類手掌紋，應建議患者積極防治保健。

健康防治處方

①早睡早起。冬季注意保暖，以免寒冷刺激心血管。

②飲水時不要太飽，以防胃脹擠壓心臟。

③多食蔬菜、豆類食品，禁

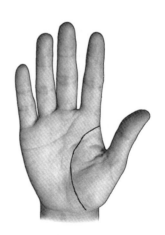

圖 5-8

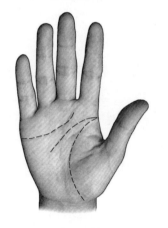

圖 5-9

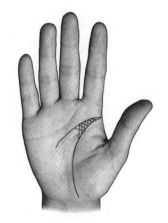

圖 5-10

煙酒、飲食少鹽以清淡為佳。

④多做有氧運動。忌做無氧運動，如快速短跑、舉重等劇烈運動。

⑤雙手掌三大主線的生命線、智慧線、感情線均浮淺，提示此人體質差，易感冒，消化功能差（圖 5-9）。

健康教育處方

①培養愉快的心情。須知：心情愉快感冒少。

②加強體育鍛鍊，增強體質。

③堅持練習太極拳、慢長跑。

④可常服食蛋白質保健品，如紐崔萊營養蛋白質粉。

（10）生命線起端同智慧線交匯處呈菱狀紋理，提示此人患有尿床遺尿史（圖 5-10）。

①單方：中醫防治：露蜂房適量焙乾研末，每日 1～3 次，每次 2～5 克，米湯沖服，連服 7 天。

②五苓散加味（《傷寒實踐論》陳瑞春）處方：白朮

12克，桂枝9克，茯苓12克，豬苓10克，澤瀉9克。若遇兒童夜尿加石菖蒲10克，遠志9克。水煎服，連服7天，每日1劑。早晚分服。若遇老年體虛夜尿者，五苓散加芡實20克，肉桂10克，益智仁10克。水煎服，連服7天。根據病情決定是否繼用。

按注：幼兒遺尿，不能動輒補腎，因幼兒為純陽之體，妄補腎陽腎陰，於病於體無益。老年人尿多，本屬腎氣不足，虛不固攝。五苓散加減固澀納腎之藥同澤瀉、豬苓配伍，一收一瀉。相互為用，藥雖平常，不補腎而腎氣自納。

③兒童夜尿床食療：薏苡仁、桔梗、蓮子、杏仁各適量，同豬肚子一具洗淨燉熟吃，每日適量食用（2005年4月3日晚，筆者電話專訪江西中醫學院博士研究生導師陳瑞春教授親告此方）。

④枸杞子15克，開水浸泡當茶飲，臨睡前服用，連服1個月，主治兒童頑固性夜尿床病。

⑤生酸棗仁15克，生牡蠣15克，甘草6克，水煎服。主治兒童遺尿症。

（11）生命線中央有大島紋符號，提示此人有患胃、乳腺和肺部等惡變病發生之信號（圖5-11）。

健康防治處方

①中藥松花粉泡茶服，或每日3次研末沖服。每次3～9克

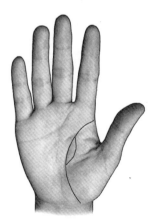

圖5-11

不等。此方治肺結核病咯血、胃出血，又能潤腸通便。久服抗疲勞、益氣、延年、去風濕，外用兼療濕疹等滲液瘙癢性皮膚病。

②定期去醫院檢查防治。

（12）生命線中央有較短的干擾線干擾，提示此人正患有胃病，多為飯後從事體力活所傷，或動怒、憂傷所造成胃疾者（圖5-12）。請讀者臨床觀察到此病例紋時，詢問患者驗證，以求提高自己的手診診斷的準確率。

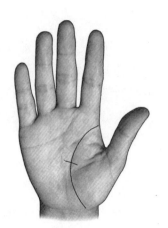

圖 5-12

健康教育處方

①每日早餐時加四五片生薑服用。連服 3 個月，效果理想，此方乃筆者臨床食療常用方。

②按時一日三餐，忌生冷，勿過飢過飽。

③調和情緒。臨床發現，這種人情緒易緊張、動怒等，只要一生氣就胃痛。這是由於引起植物神經功能紊亂，導致胃腸平滑肌和血管發生痙攣的緣故。如果情緒不調解，反覆多次，可加重消化性潰瘍，嚴重者可導致胃潰瘍面出血。故建議多參加文藝活動，唱唱歌，練習太極拳、書法等，以磨練性格，提高修養。

（13）生命線上端靠大拇指內側有長的副線，提示此人患有慢性泄瀉、結腸炎信號（圖5-13）。

健康防治處方

①每日沏苦丁茶喝，久之有效治癒。如同小火烤紅薯

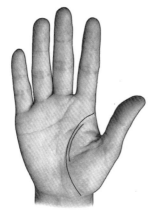

圖 5-13

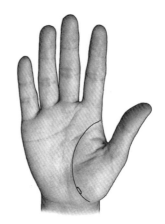

圖 5-14

之理，大火心急只能外焦內生而徒勞。

②食療：每日堅持多食羊肉食療湯類。

③按摩捏脊療法對幼兒脾虛泄瀉和成人水性腹瀉效果理想，一次即可見效。

④中醫治療（《閆雲科醫案》）處方：桂枝 10 克，白芍 15 克，黨參 10 克，生薑 6 片，大棗 5 枚。水煎服。每日 1 劑。此方適宜於營衛不和、中氣虛弱所致之泄瀉。

（14）生命線末端處線上有小島紋符號者，提示此人患有子宮肌瘤信號（圖 5-14）。

健康教育處方

①禁止濫服雌激素類保健品。

②檢查子宮肌瘤較小，無自覺症狀者，不需治療，定期去醫院觀察其發展情況，以便採取措施。

③發現子宮肌瘤較大時，不要恐懼，保持樂觀情緒。根據醫生建議是否手術。

（15）生命線末端處線上有小狹長島紋相切連而出，提示此人患有卵巢囊腫信號（圖5-15）。

健康教育處方

①卵巢囊腫可因七情內傷，肝鬱不舒，氣機不暢，氣滯血淤，凝結少腹；或挾痰濕凝集成腫塊。繼而臟腑失榮，病情惡化。中醫治療思路應以活血理氣、軟堅攻堅為治則。若內服藥物效差，應積極去醫院手術治療。

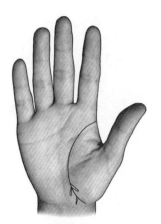

圖5-15

②找來青蛙一隻開腹去內臟，把麝香1克投入蛙腹內，覆蓋固定患者腹部。每日更換一次。

（16）生命線末端兩側生有掃把狀數條支線，提示此人患有盆腔炎疾病信號（圖5-16）。筆者臨床先後遇到五例顏面雙臂白癜風的中年女性患者，她們在

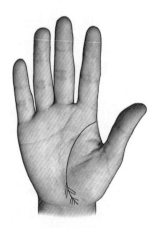

圖5-16

用藥治療白癜風不效時，找筆者治療，詢問均患有慢性盆腔炎，筆者受「白癜風有炎症型」之理偏重治療盆腔炎，結果盆腔炎治癒後，白癜風也慢慢而癒。故在此介紹，供讀者或同道進一步臨床驗證。

健康防治處方

①中醫治療思路：盆腔炎是子宮、輸卵管、卵巢、盆腔腹膜等女性生殖器及其周圍盆腔結締組織炎症的統稱。若手掌地丘處有似平放雞蛋樣圓形紅色斑塊，為急性炎症，或慢性盆腔炎。中醫認為，盆腔炎一是多為濕熱濕毒內蘊外因造成；二是病久遷延，以肝氣不疏致肝腎虧虛為多。無論何種病因，均以活血化淤為治則治療。臨床驗證，不論是內服或灌腸治療盆腔炎，都應加大中藥紅藤的劑量，該藥對婦科炎症效果理想，特別對輸卵管發炎效果尤佳。筆者臨床曾用紅藤為 30～60 克。盆腔炎屬婦科雜症之頑疾，且易復發。在治療無症狀後，需要在調養氣血中藥方劑中加薏苡仁、黃柏等清熱除濕之品，以增強體質預防復發。

②健康教育：一要保持大便通暢，忌勞累；二要避免受孕，以防人工引產誘起復發；三要保持情緒平穩，加強營養；四要多食胡蘿蔔、香菇之類。

③患盆腔炎者如果懷孕時心理壓力太大，體內便會大量地釋放出一種激素，從而導致自發性流產，而誘發此病發作。臨床上常給壓力大的孕婦注射黃體酮有助於預防流產。

（17）生命線末端有支線走向月丘處，支線上又有小支線，提示此人患有慢性膀胱炎信號（圖 5-17）。

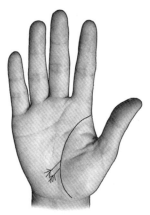

圖 5-17

健康防治處方

①急性膀胱炎發作時，禁用膀胱鏡等儀器擴張尿道檢查。

②注意外陰衛生。多飲水增加尿液量。

（18）生命線末端有先天性斜的干擾線，提示此人隨著年齡增長易患腰痛。筆者工作單位距西安美術學院一街之隔，臨床發現驗證此類人均從幼年就喜歡美術，或美術工作者多見（圖5-18）。

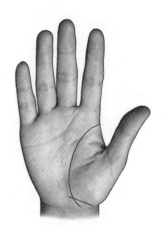

圖 5-18

健康教育處方

①注意勞逸結合。

②食療腰痛：中藥杜仲50克，公豬腎兩個，燉熟喝湯食肉。連服兩週。

③每日保持倒退走路鍛鍊500公尺。此方法治腰疾效果理想。

（19）生命線靠末端斷開有空白，提示此人有患腦中風、半身不遂之先兆（圖5-19）。

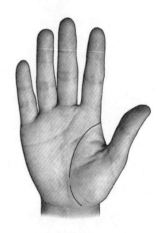

圖 5-19

健康教育處方

①減少避免發火動怒，保持大便暢通。

②禁煙酒，忌過分勞累熬夜。

③根據年齡劃分法，在預防期間注意休息，加強營養。

④保持每天梳頭一小時保健防治。梳子能刺激頭部經絡和內臟相對應的頭表的全息穴位，要長期堅持才有效果。

（20）生命線末端有狹長島紋，提示此人易患疲倦乏力症（見圖5-20）。

健康防治處方

①驗方：黃精、巴戟天適量，每日水煎當茶飲用。有提高免疫功能、增加體重及抗乏力疲勞作用。

②枸杞子、大棗適量熬粥飲用，枸杞子有抗腫瘤、抗衰老、降血糖、降血脂及保肝，抗脂肪肝作用。枸杞子、大棗搗爛如泥食用有抗癌作用，還能提高血紅蛋白，增強耐力。大棗維生素最豐富，俗稱「維生素C」球。

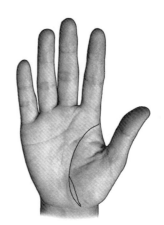

圖 5-20

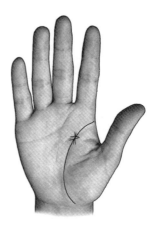

圖 5-21

（21）生命線上端處線上有「米」字紋符號，提示此人患有心絞痛病史（圖5-21）。

健康防治處方

①戒煙，禁忌飲高濃度白酒。

②盡量少做舉重物體，保持大便通暢。

③勿暴食猛飲，勿食後即刻入睡。

④適度參加文體活動。疼痛發作時不要驚慌，立即服藥或停止工作。

（22）生命線末端有小方形紋扣在主線上，提示此人有患腎及小腹內某臟腑有囊腫信號或小腹有手術史。若婦女有此紋也可提示此人患有子宮內膜增生先兆（圖5-22）。

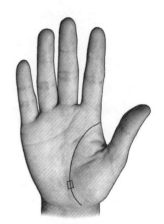

圖 5-22

健康教育提醒

有資料報導，女性肥胖，特別是腹部腰圍臀圍比例大者，是易於患子宮內膜癌發生的最大危險。故防止肥胖是預防此病之關鍵。

（23）生命線末端有主線一樣粗的雞蛋樣明顯垂直島紋，提示此人有患大腸、直腸惡變病信號（圖5-23）。讀者可參考筆者編著的《掌紋診病實例分析圖譜》一書等彩圖學習。

健康防治處方

①資料報導，由於醫患雙方都缺乏應有的警惕，我國青年人大腸癌的誤診率高達78.5％。腸癌與超重和肥胖有關，大腸癌發病過程也是從黏膜增生，到腺瘤癌變及浸潤的階段性演變，多達十幾年之久。有較明顯的癌前及早期階段病變，這就為篩查和早期診斷提供了可能性。筆者2004年手診發現了兩例腸癌病例，後被醫院均證實。希望

社會各界普及參與手診學習，以保障自己和家人及他人的身心健康。

②發現自己或家人大便異常，應及時到醫院作直腸指診檢查，或結腸鏡等檢查。直腸指診簡易方法介紹：患者蝦形側臥，檢查者戴好醫用皮手套，給患者肛門口塗一些凡士林或肥皂水等其他潤滑劑後，用食指輕入直腸內，若摸到有腫塊較硬，表面光

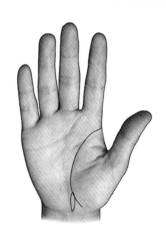

圖 5-23

滑，或如生薑樣鋪路江石，或如感覺直腸狹窄，指套上沾有濃狀暗色血液，應積極住院治療。

③老年人若出現長期腹瀉、便秘交替，一定要高度防治腸癌的可能性。

（24）生命線末端靠坎宮處有明顯的三角紋符號相切，提示此人患有慢性疝氣疾病史（圖5-24）。

健康防治處方

①成人疝氣者忌勞累，不要做舉重等劇烈運動。

②幼兒疝氣者，要盡量減少哭鬧，遇傷風引起咳嗽或大便乾燥時應積極治療，以防疝氣加重。

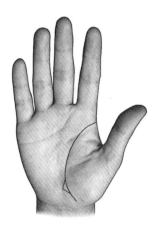

圖 5-24

③食療治幼兒疝氣：鴨蛋1枚，小茴香適量焙乾研末。油煎鴨蛋時撒小茴香面，不放其他調料和鹽。每日空腹食1枚。連服10天即可。

④民間特效方：田野地裡挖出黑色大袋蜘蛛幾隻，瓦上小火焙乾研末（無瓦時新花盆可代用），淡鹽水沖服，每次約3克，每日2～3次，連服至癒。

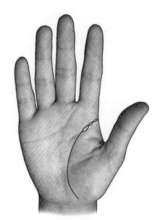

圖 5-25

此方係筆者家鄉陝西扶風民間常用方。

（25）生命線上端線上有一串小島紋符號，提示此人從幼年就易患呼吸道性疾病，慢性支氣管炎（圖5-25）。

健康防治處方

①幼兒咳嗽，用中藥露蜂房二兩，洗淨烘乾研末。每服二三分，米湯送下（《本草綱目簡編》）。已臨床多次屢效（二兩＝62.5克，三分＝0.9克）。

②無論兒童、成人，咳嗽發作時多飲熱開水，冬季睡覺時用熱水袋靠在背部，效果理想。

③避免灰塵、藥粉、霉菌等由呼吸道吸入後引起過敏反應的過敏源。

（26）生命線變寬，或生命線變細，而副線慢慢變寬，提示此人應加強體質鍛鍊，即使患病也會很快康復（圖5-26）。

健康教育處方

①要善於打扮，打扮出自己的風格個性來，努力使自

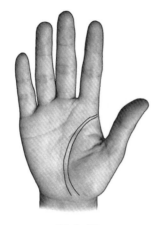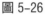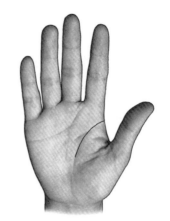

圖 5-26　　　　　　　　　　　圖 5-27

己心理年輕化。

　　②要養成多用手、用腦的習慣，以多做好事，使自己的意念能為自身分泌更多的有益於健康的物質，從而使自己健康長壽。

　　③調節飲食，補充蛋白質類食物，保持心理平衡。

　　④鍛鍊賽過藥物，可以增強體質，應該適量運動。

　　（27）生命線微弱或極短，提示此人有遺傳性肝病家族史（圖 5-27）。讀者可以參見《掌紋診病實例分析圖譜》一書預防肝硬化實例圖學習。

　　健康教育處方

　　①戒煙禁酒，適量參加文藝活動。

　　②盡量避免「怒傷肝」之事。

　　③平時多食動物肝臟之類。

　　④心情舒暢，練習書法、打太極拳以磨練急躁性格。

　　（28）生命線起端手掌虎口處皮下用手摸捏有潛伏的

幾枚小肉結，提示此人患有淋巴系腫大或有某結核疾病發生（圖5-28）。

健康教育處方

①若有不明原因發燒現象，應考慮某臟器患有結核，應積極去醫院檢查防治。

②時刻觀察病情發展，配合醫生治療。

（29）生命線末端分叉而行，提示此人應積極防治關節炎（圖5-29）。

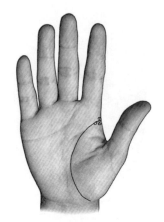

圖 5-28

健康防治處方

①食療膝關節炎單方：保持每日食生薑 5～10 克，連服 100 天即可有效治癒。

②冬季加強保暖膝部。用艾條灸阿是穴，連灸一月，每晚一次，每次 30 分鐘，疼痛處即為阿是穴。

③藥酒治療關節炎方：制川烏 10 克，獨活 15 克，烏梅 10

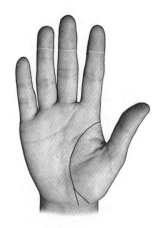

圖 5-29

克，甘草 6 克，防風 9 克，以上藥物用白酒 500 毫升浸泡 7 天，每日早晚各服 1 小酒盅，藥完見效病癒（此方係筆者臨床經驗方，原載 1992 年第 7 期《致富之友》）。

（30）生命線上端有幾條干擾線干擾，或生命線中央

有島紋符號者，提示此人患有家族遺傳性肺結核病史（圖5-30）。讀者可以參見《掌紋診病實例分析圖譜》一書實例圖學習。

　　筆者注：基因就是決定一個生物物種的所有生命現象的最基本的因子，那裡有生命那裡就有基因。生物體的形態特徵或生理特徵就叫做性狀。生物的性狀傳給後代的現象就叫做遺傳。

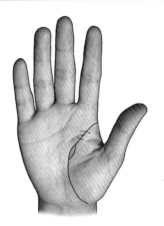

圖5-30

健康教育處方

　　①肺結核屬傳染病，發病時不要對人打噴嚏。

　　②堅決戒煙禁酒，加強營養。生活規律，睡眠充足，心情愉快。

　　（31）生命線走在中央時向掌中明堂發展擴張，使酸區增大，提示此人隨著年齡增長易患高血壓、高血脂、心臟病、糖尿病、腦中風、膽結石、痛風及女

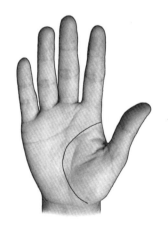

圖5-31

性乳腺癌、子宮內膜癌發生率偏高信號（圖5-31）。防止肥胖是防治以上疾病發生的捷徑，而控制自己嘴巴，多吃素，常運動，情緒平穩，才是優於單純靠藥物防治的好方法。

健康防治處方

①藥枕治療高血壓方：陳皮 100 克，玉米鬚 20 克，柏木鋸末粉 20 克，丹皮 100 克，菊花 500 克，白芷 100 克。製法：上藥研成粗粉，攪拌均勻，裝入枕頭布袋內，每晚枕 6 小時即可，三天即見效。該法無副作用，且經濟，使用方便，注意白天需將藥枕用塑料袋密封以防走藥味。此方係作者經驗方，原載 1993 年 4 月 13 日《老年報》。

②藥茶方：決明子 500 克，放在鐵鍋內小火炒黃色後出鍋待涼備用。每日適量頻頻沏茶飲，此茶口感好，能潤腸通便，降血脂、降血壓而減肥，是防止腦血栓和腦出血的簡單有效良方。

③泡足降壓方：食用芹菜一兩棵，明礬 120 克，水煮一開待熱泡足，每日 1 次，每次 30 分鐘即可。

④白菊花 1～3 朵常泡茶喝，可降血壓。菊花性涼，若有胃疾應根據病情而定飲用。

（32）生命線末端內側金星丘或線上有小凹坑狀，提示此人患有腰椎間盤突出病，兒童手掌有此樣小凹坑，多提示小孩身高長得快（圖 5-32）。

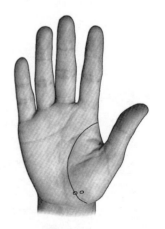

健康防治處方

①急性發作時，應睡硬木床，同時要用布腰圍。

②在骨盆牽引是此病的首選治療方法。

③按摩。平時多做有利於該病

圖 5-32

的活動，以增強腰背肌力量而鞏固
療效。

④中藥驗方：檳榔 6 克，川厚
朴 6 克，水煎當茶服。每日 1 劑。
連服 10 天可見效。

（33）生命線靠內金星丘皮下
有青黑色斑塊，提示此人小腹疼
痛，或婦科有包塊（圖 5-33）。

健康教育處方

①積極去醫院檢查。

②中藥治則思路：活血化淤，
理氣化痰。

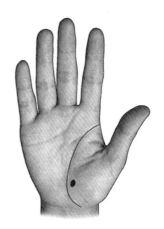

圖 5-33

2. 智慧線上可判斷的常見疾病信號

（1）智慧線極短，提示此人易患頭痛、眩暈，在一些
癲癇病人手掌上也常常可以見到此
紋（圖 5-34）

健康防治處方

①預防食物因素誘發的頭痛、
偏頭痛。目前研究認為，食花生
米、大豆、牛羊肉、魚蝦、酒、飲
料等與誘發該病有關。故患者應根
據自己的飲食反應予以忌口。

②平衡心理。如焦慮、憤怒、
敵意、抑鬱、壓制、競爭、疲勞以
及微波、吸煙、噪聲等誘發頭痛發

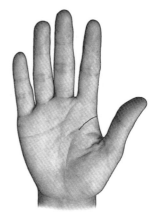

圖 5-34

作因素。

③中成藥：頭痛發作時，可以服三七片5片。每日2次。主治頑固性頭痛。

（2）智慧線比其他兩大主線變粗，且色澤發紅，提示此人心臟壓力大，思慮過度（圖5-35）。

健康教育處方

①練習放鬆，多讀報紙、哼歌曲。

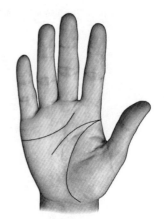

圖 3-35

②心理壓力產生時，採取逛公園、同朋友聊天、打乒乓球等娛樂方式。

③轉移注意力，多去書店或瀏覽雜誌。

④禁止飲酒吸煙。

（3）智慧線平直而長，提示此人固執，易怒，易患頭痛，腦血管等腦性疾患（圖5-36）。

健康教育提醒

不要專靠藥物和營養來形補預防，還要兼顧人為地去神補，應該

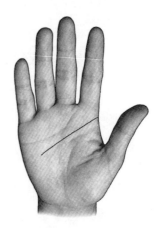

圖 3-36

抱著愉快的心情去讀一些自己喜歡的古典詩詞，看看優美的雜文、散文。克制自己不要讀武打小說之類，如果一旦沉迷其中，便是把心腦租賃給了作者，讓武士們的刀劍亂殺亂砍你的思維能力，看到激動氣怒時會影響身心健康。

平時多參加一些文體活動，練練太極拳，散散步，如此堅持，可使你神情飛越，心靈美化，修養提高。另外，讀健康書對於年輕人可以振奮進志；對於老年人可以修身養性健腦。在遇到困難時，可以得到解疑啟發；在遇到大喜大怒時，可以使人頭腦清醒；在遇到挫折時，可以使人有愈挫愈勇之信念；在懷才不遇時，就會認識到有才能的人在社會上，就像錐子放進袋子裡，那錐尖總會露出來的道理。

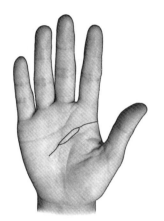

圖 5-37

（4）智慧線中央有較大島紋，提示此人已患有眩暈、梅尼埃綜合徵（圖 5-37）。

健康防治處方

食療：眩暈耳鳴頭痛發作時，天麻 12 克，草魚頭 1～2 個，枸杞子 10 克，生薑適量。水煎服，每日 1 劑，連服 7 天。

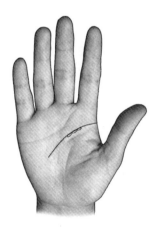

圖 5-38

（5）智慧線中央有三四個相連小島紋符號，提示此人近期心臟負荷壓力大，有患心臟疾患先兆（圖 5-38）。

健康教育提醒

有資料報導：母體懷孕 3 個月內患流感者，易導致出

生嬰兒患先天性心臟病。故孕婦預防流感對優先生關重要。

（6）智慧線中央有一個小島紋符號，提示此人應積極防治近視眼等視神經障礙性疾病（圖5-39）。

筆者注：一般近視眼、色盲、青光眼均有遺傳傾向，凡大雨後美麗的彩虹中看不出來紅、橙、黃、綠、藍、靛、紫七種顏色者，提示爲色盲色弱患者。資料報導，有青光眼家族史的人患青光眼的機率是常人的6倍。青光眼將是人類致盲的「第一殺手」。

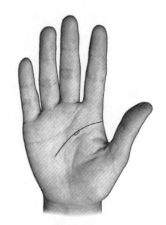

圖 5-39

健康教育處方

①有青光眼家族史者，要減少看電視、看電腦次數，嚴格控制用眼時間，保證充足睡眠。

②定期檢查視力，保持情緒穩定、大便通暢，患有眼疾時不要亂點眼藥水，要及時就醫。

③經常堅持做保護眼睛操。

（7）智慧線中斷，或中斷處有副線連承，提示此人有頭部受傷史引起頭痛信號（圖5-40）。

健康防治處方

①用鋼筆杆常按頭頂百會穴、雙耳尖處頭部的率谷穴（圖5-40）。

②常梳頭或用十指代梳由前向後反覆梳理按摩頭部。

③少食花生米。多食核桃等含鎂健腦食物。

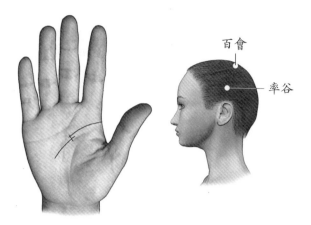

圖 5-40

④睡眠充足，心情舒暢，用腦不要過度。

（8）智慧線末端上側生出一條支線上行小指或無名指根方向，提示此人患有頸椎增生病（圖 5-41）。

健康防治處方

①自我牽引療法：此法氣貫頸椎，比醫療機械方法牽引效果理想，且隨時隨地可做。筆者推荐多例患者臨床自我牽引，均可達到預期效果。

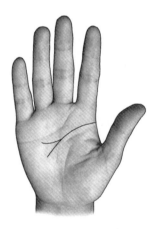

圖 5-41

操作方法：自然放鬆站立，兩腳分開同肩寬，頭要左右盡力分別前伸仰望，努力使頸椎得到舒展牽引。一日可做多次，每次連做 10～20 次即可。

②中藥治療（《傷寒實踐論》
・陳瑞春）

《傷寒論》曰：「項背幾
幾。」頸項及背部拘急牽強，活動
不便。加味處方：桂枝加葛根湯：
桂枝 10 克，白芍 10 克，葛根 15
克，赤芍 15 克，薑黃 10 克，炙甘
草 6 克，生薑 3 片，大棗 3 枚。水
煎服，每日 1 劑，根據病情連服
10～20 劑即可。

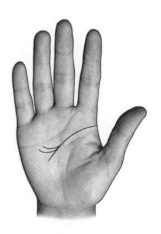

圖 5-42

（9）智慧線上側頸椎增生病
理線紋若有平行兩條者，提示此人患有習慣性淋巴結炎或
淋巴結核病（圖 5-42）。

筆者注：淋巴結是人體被疾病來侵犯時報警的「烽火
臺」，人體有成百上千個淋巴結。

健康防治處方

①中醫治療淋巴結炎、淋巴結核合併感染治則：初期
疏肝養血，解鬱化痰；中期需托毒透膿；後期滋陰養血，
益氣和榮。內服中藥處方：初期逍遙散合二陳湯加味；中
期逍遙散合五味消毒飲加味；後期宜香貝養榮湯加味。逍
遙散（《和劑局方》）：柴胡、當歸、白朮、白茯苓各 30
克，炙甘草 15 克，薄荷 3 克，生薑 3 片。水煎服。二陳湯
（《和劑局方》）：制半夏 9 克，陳皮 6 克，茯苓 15 克，
炙甘草 4.5 克，生薑 5 片，烏梅一枚。水煎服。五味消毒飲
（《醫宗金鑒》）：金銀花 15 克，菊花 15 克，蒲公英 15
克，紫背天葵 6 克，紫花地丁 15 克，水煎服。香貝養榮湯

（《醫宗金鑒》）：香附 10 克，貝母 12 克，黨參 15 克，茯苓 9 克，陳皮 9 克，熟地 6 克，川芎 10 克，當歸 12 克，白芍 10 克，白朮 12 克，桔梗 12 克，甘草 9 克，生薑 3 片，大棗 3 枚，水煎服。

②中成藥治療：內消瘰癧丸。

③預防與調攝：情緒穩定，適度休息。忌酒及辛辣刺激性食物。加強營養，忌勞累。

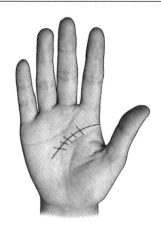

圖 5-43

（10）智慧線上有干擾線，提示此人易患頭痛（圖 5-43）。

健康防治處方

①戒煙禁酒，避免傷風感冒。

②針灸治療：大拇指根附近的列缺穴、合谷穴。

③冷敷療法：頭痛發作時，可用冷水泡毛巾後擰乾敷額頭部位。

④中醫治療血虛頭痛、眩暈：方用八珍湯：當歸 12 克，黨參 12 克，白芍 9 克，炒白朮 9 克，川芎 6 克，熟地 9 克，茯苓 9 克，炙甘草 6 克。用法：加生薑 3 片，大棗 3 枚，水煎服。

（11）智慧線分叉紋，提示此人易患頭痛（圖 5-44）。

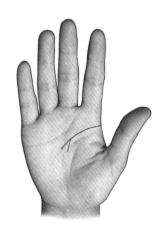

圖 5-44

健康防治處方

①中醫《辨證錄》治頭痛：
一者頭痛如破，來回游走無定
處，方用救破湯：川芎 50 克，
細辛 5 克，白芷 10 克，水煎
服。一劑而痛止，不必再劑也。
二者遇春而頭痛者，晝夜不得休
息，昏悶之極，惡風惡寒，不喜
飲食。方用升清固外湯：黃芪15

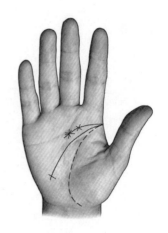

圖 5-45

克，黨參 15 克，白朮 15 克，當
歸 6 克，白芍 15 克，柴胡 3
克，蔓荊子 3 克，川芎 3 克，天花粉 3 克，炙甘草 3 克。
水煎服，每日 1 劑。

②推拿或刮痧風池穴、百會穴 10 分鐘左右治頭痛，效
果理想。

（12）智慧線上有「十」「米」字紋，或智慧線過長
走到月丘，線上又有干擾線，提示此人易患頑固性頭痛
（見圖 5-45）。

健康防治處方

①治療忽犯忽好的痛如針刺頑固性的頭痛處方（血府
逐淤湯）：當歸 9 克，桃仁 12 克，生地 9 克，川芎 5 克，
赤芍 6 克，牛膝 9 克，桔梗 5 克，柴胡 3 克，枳殼 6 克，
甘草 3 克，水煎服。顏德馨教授用此方倍量加川芎治療頑
固性血管性、神經性頭痛。

②民間方治青年女性頭痛：頭痛發作時，常規消毒，
用消毒後的三棱針或一次性注射器針頭，在耳背靜脈處放

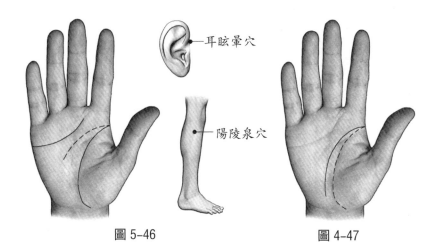

圖 5-46　　　　　　　　　圖 4-47

血一兩滴，止頭痛有立竿見影之效。

③反覆按壓或刮痧五指掌骨背全息穴，治療緩解頭痛效果好。

④驗方：川芎 5 克，茶葉 10 克，水煎當茶服，連服 10 日。

（13）智慧線較生命線、感情線淺，或呈斷續狀，提示此人患有低血壓、腦供血不足、眩暈（圖 5-46）。

健康防治處方

①自我按摩治眩暈：自然站立或坐臥均可。雙手食指尖按壓雙耳前溝端眩暈穴 10～20 分鐘，每日 2～4 次（圖 5-46）。

②自我艾條灸治眩暈：用艾條點燃灸下肢陽陵泉穴 10～30 分鐘，每日 1～2 次（圖 5-46）。

（14）智慧線附著本能線而行，提示此人易患胃疾、頭痛（圖 5-47）。

健康防治處方

①養胃保護脾胃優於治療。飲食忌過飢過飽，忌生冷，宜定時。

②頭痛有多種多樣，治療也比較複雜。若頭痛伴有血壓升高，搏動性鈍痛、眩暈，應高度警惕腦出血發生，應及時去醫院檢查治療，以免誤病。若頭痛伴有嘔吐、咳嗽、轉頭或用力時加重，或雙目閉住用雙手食指、中指指腹壓眼部，壓時頭痛加重，腦瘤引起頭痛可能性大，應及時去醫院檢查治療。

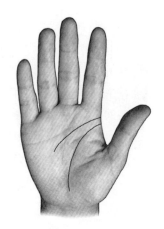

圖 5-48

（15）智慧線起端同本能線分開距離大（圖5-48），提示此人情緒易波動，性子急。女性常常受白帶過多之困擾，男性陰囊易潮濕。這種人無論男女，舌根位置的舌苔常發黃厚膩。

健康防治處方

①改變環境，調節情緒，消除不良情緒。

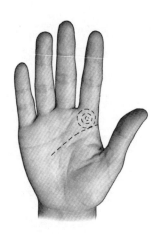

圖 5-49

②中成藥：龍膽瀉肝丸可治陰囊潮濕、白帶過多，見效快。

（16）智慧線起端異位（木星丘）若高凸巨大惹人注目，提示此人有患腦出血先兆。（圖5-49）。

健康教育處方

①詢問此人童年時期，是否有頑固性復發性鼻出血史，若有，建議步入 40 歲以後應堅決禁酒，勿發怒，勿長時間熬夜、勞累，以免誘發腦出血發生。

②多食大豆食品，如豆漿、豆腐之類等蛋白粉。

③若出現飲酒和不良情緒引起突然雙眼偏盲、眼眉骨痛、頭痛，建議及時去醫院做 CT 檢查確診醫治。請讀者千萬記住，這是筆者臨床經驗之談。

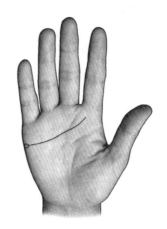

圖 5-50

④排除惡劣的情緒刺激，心胸豁達，保持樂觀。

3. 感情線上可判斷的常見疾病信號

（1）感情線起端光滑，打擊緣處又有明顯的小島紋做起點，提示此人易患先天性不育症（圖 5-50）。

健康防治處方

①死精、精子活力下降、精子數量少、精液的黏稠度和不液化等均可影響生育。

②房事過頻也可使精子質量下降導致不育。

③男女雙方多讀一些有關優生優育方面的科普書刊，對其有幫助。

④中藥治療：淫羊藿 100 克，枸杞子 50 克，菟絲子 100 克，生麥芽 80 克，肉蓯蓉 90 克，仙茅 60 克。按上藥比例共研細末拌勻，做成水丸，每日 3 次內服，每次 9

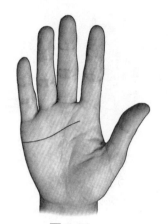

圖 5-51

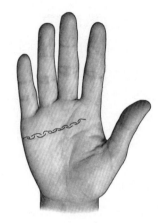

圖 5-52

克。連服 3 個月可望治癒。

（2）感情線起端兩側無生殖線，提示男性精子成活率低下、無精；女性宮冷引起不孕症（圖 5-51）。

健康防治處方

①醫學檢查有生育希望時，積極配合治療。

②優生是人口自然輸入社會的關卡，故酒後同房，易使胎兒畸形，此乃生育之大忌。

③宜在受孕排卵前一段時間內暫停同房，目的以便有高質量的精子參加競爭選優命中。

（3）感情線紊亂，提示此人自幼呼吸道功能差（圖 5-52）。

健康敎育處方

①適量參加體育鍛鍊，以增強體質。

②咳嗽時，放聲朗誦書報，或中音唱歌喊曲調，此方法緩解喉痛咳嗽極妙。

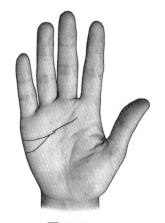
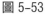

圖 5-53

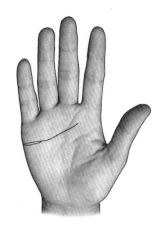

圖 5-54

（4）感情線起端分大叉紋，或有中斷之跡，均提示此人幼年患有肺疾、發燒等危及生命的大病史（圖 5-53）。此類人臨床發現多為體質差。

健康教育處方

①積極參與文藝體育活動。

②調配飲食，加強營養。

③豐富文化生活，廣交朋友，胸襟開闊。

（5）小指下感情線上有明顯的小島紋或有長島紋符號，提示此人患有耳鳴、中耳炎史（圖 5-54）。

健康防治處方

①單方：黃精 15 克，水煎當茶飲。可對藥物引起的耳聾、耳鳴有一定療效。黃精並有烏髮、降血壓、降血糖的功能。故對糖尿病和心血管疾病有一定的實用藥用價值。

②中藥治耳聾方：菊花 12 克，磁石 12 克，百合 12 克，荷葉 12 克，骨碎補 12 克，黑豆 15 克，紫草根 9 克，

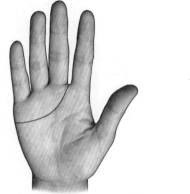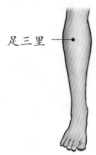

足三里

圖 5-55

石菖蒲 9 克，路路通 9 克，黃牛角粗粉 9 克，甘草 6 克，水煎服，每日 1 劑。

③耳聾食療方：瘦豬肉絲 500 克，豆腐乾 250 克，石菖蒲 200 克。以上物品燉在鍋內，食肉、豆腐再飲湯，每次適量，連服 4 劑即可。

（6）感情線直走入食、中兩指縫內，提示此人長期消化功能差（圖 5-55）。

健康教育處方

①吃飯應細嚼慢下嚥。

②常服中成藥雞內金片或山楂片。

③按摩：自我用拳頭背或刮痧板，按摩點壓雙下肢足三里穴 100 次（圖 5-55）。每日 2～3 次，以臨睡前按摩效果理想。

（7）感情線末端分叉，且食指、中指兩指縫掌面處有明顯的支叉紋，揭示此人患有慢性咽喉性疾病（圖 5-

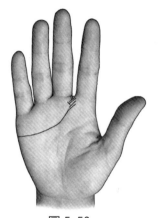
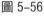

圖 5-56

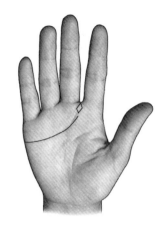

圖 5-57

56）。

健康防治處方

①勿吸煙喝酒，少吃刺激性食物。

②預防感冒，盡量避免咽喉鼻部急性炎症發作。

③傷濕上痛風濕膏治咽喉病簡易方法：慢性咽喉炎症急性發作時，可用風濕膏藥外貼脖子天突穴處。每 2 天更換一次。

④喉痛時飲蘿蔔汁小半碗止痛效佳。

（8）感情線末端上側食指、中指指縫掌面處有方形紋符號，提示此人已患慢性鼻炎信號（圖 5-57）。

健康防治處方

①用雙手大拇指背上下按摩鼻子雙側的迎香穴。每日 2～3 次，每次 10～20 分鐘。

②中藥蒼耳子 15 克，搗爛投入小鋁鍋中，加入香油 50 克（一兩），小火煮開，撈取蒼耳子，待冷裝瓶備用，每

日2～3次滴鼻內。連用20天，此方法簡單，效果理想。

（9）感情線末端分叉紋線，叉紋又被數條細線干擾，提示此人已患有肺氣腫信號（圖5-58）。

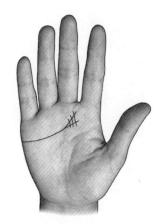

圖 5-58

健康防治處方

①食療治療氣管炎方：野兔肉1000克，大鯉魚肉1000克，放好調料燉熟後乘熱食用。放涼後食時再加熱。

②飲食清淡，常吃高蛋白食物以增加抗病能力。

③戒煙禁酒。活動身體發熱後不要急於飲冷水、吃涼水果。

④中藥治療：小青龍湯《傷寒論》加味治療：麻黃6克，白芍9克，細辛3克，乾薑6克，桂枝6克。半夏9克，五味子9克，灸甘草4克。水煎服，每日早晚分服。現代多用於慢性氣管炎及慢性急性發作、支氣管哮喘、老年性肺氣腫等。

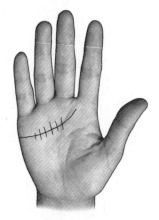

圖 5-59

（10）感情線上有明顯的數條干擾線，提示此人患有嚴重的肺疾，建議定期去醫院進行防癌普查（圖5-59）。

健康教育處方

①若伴有刺激性咳嗽兼咯血者，立即去醫院檢查預防癌發生。

②若發笑時隨即伴發咳嗽，去醫院檢查後按支氣管炎治療，用抗生素或口服消炎藥稍可緩解，這時千萬不可大意。要相信權威，相信儀器，但又不能迷信權威，迷信儀器，因為儀器只能發現已有的東西。筆者原工作醫院距某省腫瘤醫院僅一牆之隔，該院的一些肺癌患者往往都具有上述症狀。

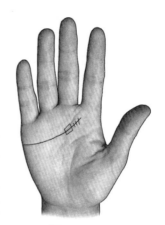

圖 5-60

（11）中指下感情線上被明顯的方形紋扣住，揭示此人患有家族性食道癌病史（圖 5-60）。若方形紋前面又有小豎干擾線干擾感情線，此位又發青色，應建議此人及時去醫院檢查。

健康防治處方

①戒煙酒。吃硬食物時要細嚼慢嚥，不吃太燙的食物，以免損傷食道。

②在食道癌高發地區和遺傳家族中，40 歲之後最好每年去醫院普查一次。

③老蘿蔔頭、茴香根各適量。二者適量煎湯內服，治食道癌有效。

④民間方：新鮮雞蛋兩枚，針扎幾十個小孔，與適量核桃枝或核桃葉，水煎後吃蛋頻頻飲湯。此方治食道癌有效。

（12）中指下感情線上小方形紋符號扣住本線，揭示此人患有胃潰瘍疾患（圖5-61）。

健康防治處方

①戒煙禁酒。戒煙秘方：白酒500毫升，捉活黃鱔兩三條泡入，四五天後早晚各服兩三盅，連服5～7天即可。

②食療：生薑250克切碎投入一具洗淨的豬肚內，用小火在鍋內燉熟吃肚喝湯。連服四五個，每日吃一豬肚。效果顯著。

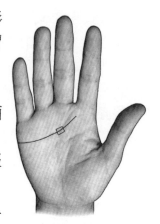

圖5-61

（13）感情線末端有如圖樣小方形紋做終結，或此位有明顯的雜亂紋，揭示此人慢性鼻炎或慢性咽喉炎（圖5-62）。

筆者注：《黃帝內經》說，「精神很苦惱的人，病多發生在咽喉部，宜用藥物治療。志松，有效」。手診臨床發現，夫妻雙方有矛盾或分居的女性多見此病。

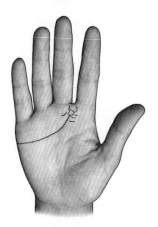

圖5-62

健康教育提醒

道教奉道家開山鼻祖老子為太上老君。他說，用嬰兒啼哭為例來說明人們的養生之法。嬰兒為什麼整天啼哭而聲音不嘶啞呢？這是嬰兒的哭啼是無心無憾地做聲，不抱有怨氣悲傷等思想及和氣沒有離散的緣故。故養生的關鍵

是保持和氣不散。

（14）感情線末端處有明顯的小島紋或無名指下線上有大叉線紋，揭示此人有患心臟病信號，應積極預防心肌梗塞（圖5-63）。

健康教育處方

①忌長期熬夜，去奮翼爭名勞累而誘發心臟病。

②忌大怒大喜。大怒就會破壞體內陰氣，大喜則挫傷陽氣。中醫理論就有「怒傷肝，喜傷心」之說。

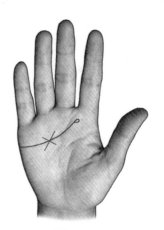

圖 5-63

③狙擊肥胖。肥胖能夠引起左心房擴大，心跳加速，能導致心房纖顫的危險。同時，心房纖顫引起心律不整可能還能導致腦中風（腦出血），嚴重時可引起死亡。

（15）感情線走到無名指下下垂，使鹼區增大，提示此人患有低血壓、胃下垂信號（圖5-64）。

健康防治處方

①飯後宜平臥30分鐘，忌做跳躍運動。

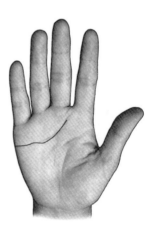

圖 5-64

②食物多樣化，以增加腹部脂肪積累而使胃體上托。

③自我按摩治療低血壓。筆者經驗是：每晚睡前用如火柴頭樣平面梳齒的健腦梳拍打足三里穴100次，拍打足

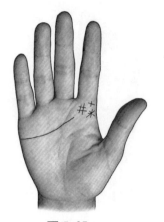
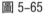

圖 5-65

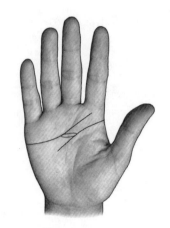

圖 5-66

底湧泉穴等全腳掌 100 次。到全腳掌發熱為度。

（16）感情線末端異位有「十」「米」「田」、「井」字等雜亂符號或異位皮厚發亮，揭示此人患有膽結石疾病或膽囊已經切除（圖 5-65）。資料報導：膽結石病女性比男性高 2～4 倍。

健康教育處方

①多運動，大便一定要通暢。

②飲食多樣化，心情舒暢。

③少吃高脂肪、高糖類食物，少吃零食，狙擊肥胖。

④一定要養成吃早餐的習慣。

（17）無名指下感情線與智慧線之方庭處有相切的島紋符號，或智慧線平直而長的女性，均揭示有患乳腺增生疾病信號（圖 5-66）。

健康防治處方

①力求處事不動怒、不生氣，得饒人處且饒人。

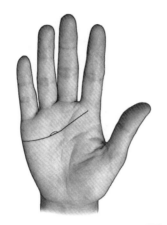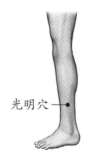

光明穴

圖 5-67

②素菜多於葷，魚多於肉。多食海帶、慈姑等能消化痰核之食品。

③乳房小葉增生中醫治則：疏肝理氣，軟堅散結。治療不能求速效，而令其漸消漸散，服藥當持之以恆，必待乳核消散之後才可停藥。《傷寒論》用四逆散加味：柴胡 6 克，枳殼 10 克，炙甘草 6 克，貓爪草 15 克，鬱金 10 克，橘核 30 克搗碎，酸棗仁 15 克，浙貝母 10 克（研末沖服），每日 1 劑，水煎分兩次內服。

（18）無名指下感情線上生有小島紋符號，揭示此人患有視神經障礙，近視眼患者多見（圖 5-67）。

健康防治處方

①多看綠色植物，堅持常做眼保健操。

②看書 40 分鐘左右時休息一會兒，揉揉眼。

③用刮痧板或用手每晚睡前多按摩雙下肢的光明穴。

（19）感情線在無名指下一分為二分叉而行，揭示此

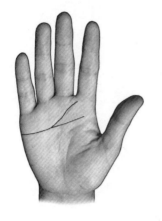

圖 5-68

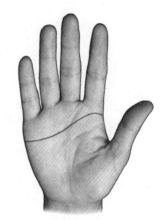

圖 5-69

人進入 50 歲之後應積極防治心臟病（圖 5-68）。

健康教育處方

①戒煙禁酒。法國耶安尼古特發現煙葉有止痛作用，將煙葉的成分命名為「尼古丁」。而尼古丁能使心跳加速，血壓升高，一氧化碳能夠促使動脈粥樣硬化，而這種情況是導致心臟病的因素之一。據統計，全世界每年因吸煙得病致死亡人數達 300 萬，平均每 13 秒即有一個人死亡於吸煙。

②定期去醫院檢查。克制自己遇事不大怒大喜。

（20）感情線末端延長彎行到智慧線起端處，揭示此人患有失眠、神經衰弱信號（圖 5-69）。

①每晚睡前以能忍受為度的半盆熱水泡足 30 分鐘。

②睡前用刮痧板或用手搓拍打雙腳底的湧泉穴及腳心處，使雙足發熱為度。每次搓壓半小時。古人曰：人老足先衰，樹老根先枯。腳是人的第二個心臟。故足底常搓有

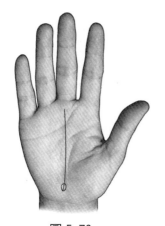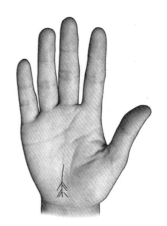

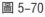

圖 5-70　　　　　　　　　　圖 5-71

保健心腎、預防感冒和增強睡眠之作用。但貴在堅持。

4. 玉柱線（命運線）上可判斷的常見疾病信號

（1）玉柱線起端地丘處有小豎形島紋符號，揭示此人患有痔瘡疾患（圖 5-70）。

健康防治處方

①中藥外治：五倍子 30 克，芡實 10 克，石榴皮 10 克，芒硝 60 克。水煎先薰後洗，每晚 1 次。此方治外痔效果理想。

②食療：田螺不拘多少，燉熟吃，每日 1～2 次，連吃兩週。

（2）玉柱線低矮，或玉柱線起端呈魚刺狀紋，揭示此人體質差，易便秘（圖 5-71）。

健康防治處方

①大便乾燥型便秘中醫治療：當歸 30 克，玄參 30

克，肉蓯蓉 30 克，大黃 10 克，芒硝 10 克，一劑水煎服。燥便解除後，再用當歸 15 克，白芍 15 克，生地 24 克，山藥 12 克，山茱萸 12 克，丹皮 10 克，茯苓 10 克，連服 10 劑，水煎服以為治本（《閆雲科醫案》山西忻州地區中醫院名老中醫）。

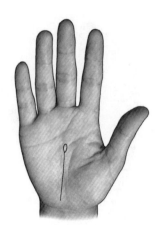

圖 5-72

②頑固性痰便秘者（不爽而難下）中成藥治療：礞石滾痰丸。

③食療：多食菠菜、香蕉、蘋果等粗纖維食物，每天清晨洗漱完畢飲一兩杯溫開水。

④避免久坐，適當做增加腹部運動。養成規律性排便習慣。多游泳，能使肛門自行收縮運動鍛鍊。

（3）玉柱線走到明堂處，頂端有豎長島紋符號同本線呈羽毛球拍樣，提示此人患胃下垂傾向（圖 5-72）。

健康防治處方

①食療：豬肚一具洗淨，將生黃芪塞入 100～150 克，扎住豬肚封口，放砂鍋內燉熟喝湯食豬肚。每 2 日一次，至病癒。

②做功療法：自然站立，兩腳分開與肩寬，兩臂自然下垂，雙手心向上慢慢托起高過頭部，雙腳跟也隨之踮起，雙腳尖著地自然呼吸吸氣，再慢慢下落恢復預備式。如此每次反覆連做 10 次。每日 3～5 次。經筆者臨床驗證多例，此方法不但對胃下垂有良效，同時對預防便秘、治癒痔瘡也是好方法，值得推廣。

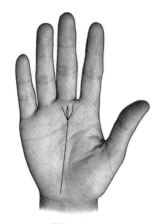

圖 5-73

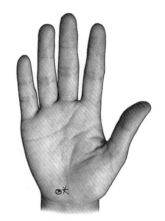

圖 5-74

（4）玉柱線走到離位處分三叉而行者，揭示此人易患肺心病信號（圖 5-73）。

健康教育處方

①不要一次性大量飲水，因飲水太飽可使膈肌向上，加速心臟運動量。

②戒煙。飲活雞血 7 天一次，每次兩三大口，再每日服用小蘇打半勺，溫開水送下。

（5）玉柱線起端地丘坎宮處有小凹坑或有明顯的「米」字紋，揭示此人已患有腎結石疾病信號（圖 5-74）。

健康教育處方

①盡量少飲用高硬度的水，多飲純淨水、磁化水。

②盡量少吃含草酸豐富的菠菜、草莓、芹菜等。當您購來一件心愛的衣服為水洗後褪色苦惱時，您可用菠菜一把水煮後撈出，待菠菜水放溫再投入洗衣粉洗衣物，菠菜

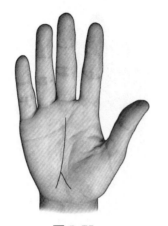
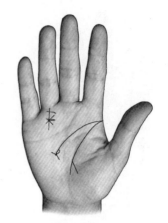

圖 5-75   圖 5-76

水裡的草酸就不會讓衣服顏色褪掉了。請讀者一試！

（6）玉柱線起端分叉呈人字形，揭示此人善於管理自己（圖 5-75）。

筆者注：臨床發現，這種人注重老子的「身重於物」的哲學思想。就是關心愛惜自己的身體健康，深深懂得健康高於一切，不會被爲了錢財而勞命損身所惑。只有愛惜自己身心健康的人，才能愛護體貼他人的生命和疾苦。

5. 太陽線上可判斷的常見疾病信號

（1）太陽線同干擾線呈大「十」「米」字紋，提示此人患腦中風的先兆（圖 5-76）。若兼智慧線末端有小島紋干擾線阻止，生命線又有腦出血信號分叉紋，臨床價值更大。

健康防治處方

①每晚睡前用艾條灸雙側足三里穴 30 分鐘。無條件時

也可用拳頭背拍打足三里穴 100 次左右。貴在堅持。

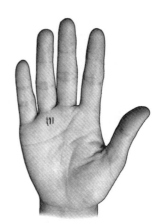

②營養學家建議，一日若能吃兩個番茄，也是防治腦血管及腦血栓的特效方法。

③資料報導：腦中風有男多在晚秋發病、女多在早春發病的規律。腦中風（腦出血）發病多在夜間，故建議有此信號的患者最好每晚睡前喝杯熱開水以稀釋血液來預防。又據報導：腦出血男性上午至

圖 5-77

中午發病率達 79％，所以，降血壓抗血栓形成藥物在起床後服用較好。

④適量多吃一些魚、蛋、豆製品等高蛋白製食物或多吃一些硬殼堅果等含鎂食物比單純提倡低脂飲食預防腦出血更重要。

（2）有幾條極短的太陽線，提示此人血壓偏低（圖 5-77）。

健康防治處方

①中藥治療低血壓：補中益氣湯（《脾胃論》）：生黃芪24 克，黨參 15 克，白朮 12 克，當歸 9 克，柴胡 6 克，升麻 6 克，陳皮 9 克，炙甘草 6 克，水煎服。

筆者注：著名中醫藥學家鄧鐵濤說，「我治療低血壓症，喜用補中益氣湯，方中黃芪的劑量不超過 15 克。」

②食療：狗肉、羊肉、公雞肉適量。加黃芪10 克，大棗 6 枚，燉湯食用。

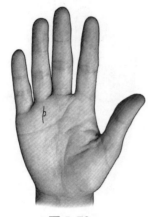

圖 5-78

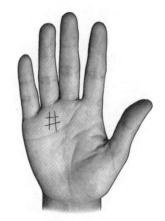

圖 5-79

（3）太陽線上有小島紋，提示此人患有近視眼信號（圖 5-78）。

健康教育處方

①筆者經驗：在辦分室或在家中面對牆壁打乒乓球。每日 2～3 次，每次 20 分左右。

②避免在暗光下看書，長時間看書。

（4）太陽線同干擾線呈「井」字紋，提示此人血壓偏低，或患有低血壓（見圖 5-79）。

健康防治處方

①食療：鯉魚一條 500 克左右，糯米 50 克，黃精 30克，燉湯食用。

②經驗方：炙黃芪10 克，當歸 10 克，炙升麻 9 克，黨參 12 克，水煎服，每日 1 劑。

（5）有標準長的一條或幾條太陽線，提示此人應積極防治頸椎增生病（圖 5-80）。

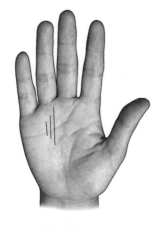
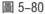

圖 5-80

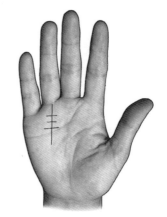

圖 5-81

健康防治處方

中醫治療頸椎僵痛綜合徵。處方：生黃芪30克，炒白芍 30 克，威靈仙 20 克，丹參 15 克，當歸 15 克，生地 15 克，桃仁 15 克，葛根 15 克，川芎 12 克，紅花 10 克，香附 10 克，地龍 10 克，土鱉蟲 10 克，甘草 6 克。水煎服，一般 3 劑疼痛明顯緩解。

（6）太陽線被干擾線干擾成「丰」字紋符號，提示此人患有慢性氣管炎疾病（圖 5-81）。

健康防治處方

①食療治咳嗽方法：新鮮雞蛋幾枚，取蛋清攪均勻加入白糖，用筷子上下打攪至泡沫為度，每隔 30 分鐘內服一勺，咽喉疼痛伴咳嗽者每半小時口服 2 次。

筆者取蛋清經驗是：將雞蛋打破在碗內，用乾淨礦泉水塑料瓶口對住雞蛋黃，用手一捏瓶身放鬆，蛋黃就會被吸入瓶內留下蛋清。

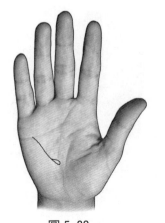
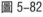

圖 5-82

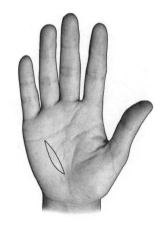

圖 5-83

②食療：百合 50 克，冰糖 15 克。水煎或早晚蒸服，連服至癒。

③民間方治無痰乾咳。生薑片適量在鍋內用小火燒灰冒青煙時取火待涼備用。每晚睡前咳嗽時溫開水沖服兩克即可止咳。

6. 非健康線可判斷的常見疾病信號

（1）非健康線上有島紋符號，提示此人患有肝囊腫信號（圖 5-82）。

健康防治處方

中醫治療：桂枝茯苓丸（《金匱要略》），加減方：桂枝 10 克，鬱金 10 克，金鈴子 10 克，皂角刺 10 克，大腹皮 10 克，茯苓 15 克，桃仁 15 克，丹皮 15 克，赤芍 15 克，甘草 4 克。水煎服。加減法：脅肋脹滿者：加柴胡、香附各 10 克。肝區疼痛者：加延胡索 10 克，白芍 15 克。

肝囊腫偏大或肝臟腫大，或捫及無痛性包塊者：加浙貝母、莪朮各 10 克。腔腹疼痛者：加木香、荔枝核各 10 克。水煎服。每日 1 劑。28 天為 1 療程。

（2）非健康線上出現較大島紋，提示此人患有肝損傷、乳腺增生信號（圖 5-83）。

健康教育處方

①怒傷肝。乳位屬肝。保持平和的心態，盡量控制自己的情緒不受外界強烈刺激。要明白，人本身就在矛盾中生活著、生存著、努力前進著。

②一位中年女性手診學員對筆者說，她患乳腺增生都是公公婆婆、丈夫給氣的。她說：「我家的公公婆婆就是偏向大兒子，愛護小兒子，我丈夫是老二，真是應驗了『偏大的，愛小的，中間夾個受氣的』。」我讓她舉例說明後，對她解釋說，手心手背都是肉，這話沒有說服力。其實老大老小都是農民，經濟條件差。老二有車有企業，經濟情況又好。你丈夫給父母的零用錢，或給父母買的食品，父母幾乎把一半都花在老大和老小的孩子身上。你為這件事生氣動怒患乳腺增生，說明你度量小，私心重。想想看，假如你的左手大拇指受傷用紗布包紮的情況下，你幹活是不是要有意識地去袒護它，假如你右手無名指先天性發育不健壯時，你幹活時是不是其他手指要給無名指提意見哩！一娘所生，父母當平等待之，這是未成年人要求平等來獲得的心理平衡。父母給你分多少家產，是否與其他兄弟姐妹一樣，那是老人權衡決策之事，如果父母給你東西比其他人少一些，說明你的經濟情況好。一個人若能處理好父母、兄弟姐妹之間的關係，那麼，他也能處理好

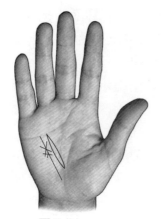

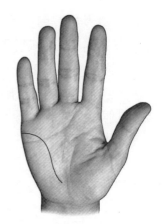

圖 5-84　　　　　　　　　　　　　　圖 5-85

與同事、朋友的關係，也會在社會上取得成功。

（3）一手掌非健康線上有大島紋符號，或者非健康線上有大「米」字紋，提示此人患有乳腺惡變病先兆（圖 5-84）。

健康教育處方

發現患有早期乳腺癌後，應積極手術治療。動亂的苗頭剛剛一出現時是脆弱的，容易消滅它。這便是治小防微之道理。不要抱有僥倖心理而「養虎為大患」，悔之晚矣！這是筆者見到有乳腺癌患者，怕花錢想保守治療，結果花了大錢又誤了病之感想。

（4）非健康線同變異的肝分線相融合一起，提示此人有患肝惡變病傾向（圖 5-85）。

健康教育提醒

隨時觀察自身病情變化，定期去醫院檢查。

（5）非健康線變粗，同第一火星平原丘的橫臥凹溝呈

倒「八」字樣紋，提示此人已患有
萎縮性胃炎信號（圖 5-86）。

健康教育提醒

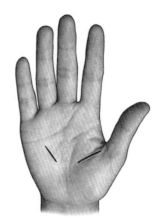

①戒烟。世界上揭示烟草致癌
的第一人——呂富華，著名藥理學
家，山東龍口人。1932 年畢業於上
海國立大學醫學院。1933 年赴德國
佛萊堡大學留學期間對烟草致癌進
行研究。1934 年他發表了「烟草含
有致癌物質」的論文，並發表在德
國的《福朗臨床病理學》雜誌上。

圖 5-86

他將家兔分成兩組，每天給兩耳塗不同量的焦油，120 天
後，發現兔子左耳在 21～32 天發生癌變，右耳在 148～182
天有四分之三發生了癌變。所以吸烟對體內潰瘍病有來
說，危害更大。

②健康在於運動。筆者父親生前信奉道教幾十年，他
雖然不識幾個字，但能把一些經文背得開口即來，「積善
成福，積惡成禍」、「我命在我不在天」等，講起古典故
事來的確能「著作」等身。他用中醫一些點穴、氣功、按
摩、單方、食療免費給鄉里群眾治病幾十年。筆者幼年時
就常常聽他鼓勵病人要多運動，說：「睡好的眼疾，轉走
好的病。水流百步能自淨。」筆者印象最深的是他常講狼
和羊、兔子的故事。其大意是：北山來了獵人，見狼追趕
吃病老弱殘的羊和兔子，就開始捕獵殺狼。幾年後，羊和
兔子便在無憂、無擾、無爭的世界裡生活著，吃了睡，睡
了吃。沒多久，羊和兔子便懶得連吃草都躺著吃，失去了

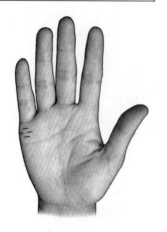

圖 5-87

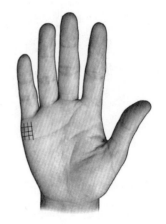

圖 5-88

往日的敏捷矯健疾馳，慢慢地患上了肥胖症、高血脂、高血壓、心臟病、消化不良的腸胃病。最後，人們眼看著羊、兔就要自殘滅絕了，便覺醒起來，不讓獵人殺狼。從此，狼漸漸地多了起來，羊和兔子又重新回到了昔日奮馳競爭的一種古樸自然環境裡，也就不再患有那些缺少運動而導致的疾病了。

7. 性線上可判斷的常見疾病信號

（1）無性線或性線細弱看不清，提示此人患有先天性不育症信號（圖 5-87）。

健康防治處方

①中醫治療：公羊油炒仙靈脾 30 克，生麥芽 12 克，菟絲子 10 克，水煎服。

②食療：肉蓯蓉 30 克，豬肝 100 克切片同藥共煮，飲湯吃肉。每日 1 劑。此方男女均可服用。

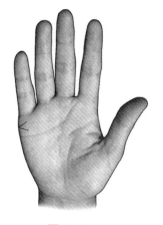

圖 5-89

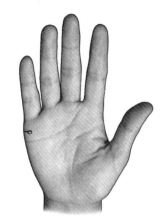

圖 5-90

（2）性線被干擾線干擾雜亂，提示此人泌尿系有感染病史（圖5-88）。

（3）性線前端分叉紋，提示此人有夫妻分居史，或性生活有障礙（圖5-89）。

（4）性線上有小島紋，提示性生活有障礙（圖5-90）。

（5）只有一條孤單性線，並延長到小指中垂線處，提示此人患有先天性不孕症，女性多為幼稚型子宮（圖5-91）。

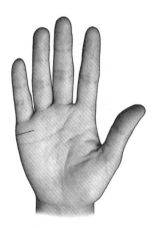

圖 5-91

（6）若性線呈小鏈狀，提示此人性功能減退、性冷淡信號（圖5-92）。

（7）性線下彎到感情線，提示此人易患腰痛耳鳴（圖

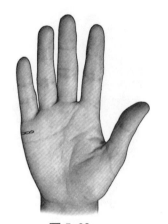

圖 5-92

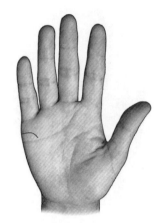

圖 5-93

5-93）。

中醫治療遺精方：牡蠣 30 克，龍骨 15 克，桂枝 10 克，白芍 12 克，制附子 10 克，乾薑 4 片，大棗 4 枚，炙甘草 6 克，水煎服。每日 1 劑，連服 14 劑。

（8）性線上翹行至小指和無名指縫內，提示女性易難產，剖宮產機率大（圖 5-94）。若此人口小引人注目，臨床價值更大。

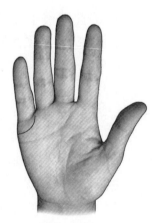

圖 5-94

8. 放縱線可判斷的常見疾病信號

（1）放縱線筆直而長，提示此人喜肉食，營養過剩（圖 5-95）。臨床多見肥胖者。

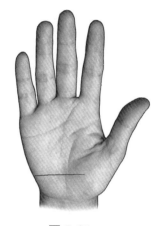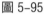

圖 5-95

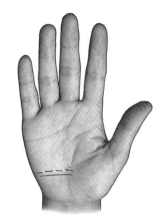

圖 5-96

健康教育處方

①飲食宜清淡。

②平時管住自己的嘴巴，盡量少吃零食。

③生山楂 10～30 克，每日當茶泡服，此方不但有減肥作用，而且對冠心病，高血脂也有良效。

（2）放縱線細弱，或呈斷續狀，提示此人多夢、失眠、易患多汗症（圖 5-96）。

健康防治處方

①多夢經驗方：當歸 9 克，生地 9 克，牛膝 9 克，紅花 9 克，枳實 6 克，赤芍 6 克，桔梗 4.5 克，川芎 12 克，桃仁（搗爛）15 克，甘草 9 克。水煎服。每日 1 劑，連服 7 天。

②食療法：香油 50 克，麵粉 50 克，加水 500 毫升，拌均勻熬成糊狀，加白糖 10 克，每晚服 1 劑，連服 7 天即可。

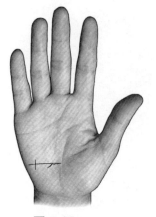

圖 5-97

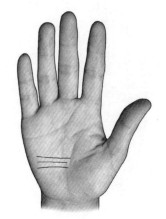

圖 5-98

（3）放縱線上有島紋符號出現，或有明顯的干擾線干擾，提示此人應節制房事，以免影響健康（圖 5-97）。

（4）有標準較深的放縱線，或有兩三條放縱線，或雙手掌發紫紅色，提示此人應積極防治糖尿病（圖 5-98）。

健康防治處方

①食療：常吃馬齒莧效果理想。另外，筆者臨床用馬齒莧汁外擦扁平疣可治癒。無新鮮馬齒莧，可去藥店購來50克，用食用醋浸泡 2 天後外擦。每日 2～5 次。

②糖苦膠囊按說明食用。

③預防糖尿病最重要的是忌嘴。不動烟酒。不吃零食，限制發胖。諺云：褲帶越長壽命越短。

④現代醫學研究表明，凡憂傷、悲痛、發怒、焦急、坐臥不安等不良神經刺激以及勞累引起疲勞，均可使血糖升高。所以，常常保持心情平穩，忌大喜大怒也是預防此病之方略。

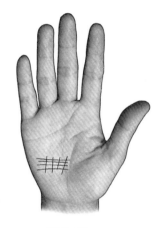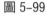

圖 5-99

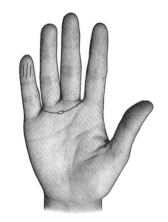

圖 5-100

（5）放縱線呈網狀雜亂紋，提示此人女性月經不調，男性易腎虛腰痛（圖5-99）。

健康防治處方

①每日用手掌拍打全身。輕拍生血補血，重拍活血化淤。長期堅持有效。

②適當增加營養。加強體育鍛鍊，情緒樂觀。

③多食烏雞、羊肉、牛肉、胡桃仁等滋補食物。

9. 過敏線（金星環）可判斷的常見疾病信號

（1）過敏線中央有規則或不規則的小島紋符號，提示此人患有甲亢信號（圖5-100）。臨床發現，一個人若只有小指腹出現明顯豎紋者，同時，眾多指甲面上生有細凸縱線紋，也提示此人將患有甲狀腺疾病信號。

健康防治處方

①忌服含碘食物，如海帶、紫菜、昆布、海藻等。

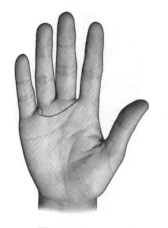

圖 5-101

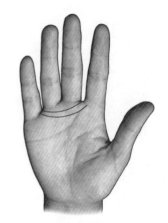

圖 1-102

②盡量控制精神緊張、動怒、激動等精神刺激行為。

③食療兩方：一是百合 200 克，煮爛時加入白砂糖適量攪勻待溫飲服。每日 1 劑，分幾次服完。二是青菜一把切好投入砂鍋煮 10 分鐘左右，再放入提前準備好的豬胰一具燉爛，調佐料當飯菜吃，每日 1 劑。分幾次服完。

（2）過敏線小指無名指縫掌面一端處有方形紋符號，或雙手均有，提示此人患過腦內傷史（圖 5-101）。這是筆者臨床發現，首次公開，若過敏線兩頭端指縫掌面均有方形紋符號，均提示此人幼年患過嚴重發燒、腦膜炎。若過敏線一端指縫掌面有方形紋，提示此人有腦內出血受傷史。參見本書實例墨印圖和彩圖患者掌紋。

（3）過敏線有兩條，或有標準的一條，提示此人為過敏體質。氣管炎、日光性皮炎多見。同時臨床研究還發現，有過敏線者，隨著年齡增長，消化功能也差（圖 5-102）。

10.肝分線可判斷的常見疾病信號

（1）肝分線延長走到中指下感情線上，提示此人患有關節炎信號，肥胖男性痛風患者臨床也可見到此紋（圖5-103）。痛風患者以男性為主，男女比例 20：1。臨床分為急性期與慢性期，受累關節紅、腫、熱、痛，以足大拇指第一蹠趾關節多見，其次為腳跟、指、趾關節以及其他中小關節，常伴有發熱。

另外，肥胖的痛風患者常反覆發生瞼緣炎，患者感覺眼部不適，煩躁不安。在關節周圍、耳殼處和眼瞼皮下組織還可出現痛風石，結膜也反覆發炎，結膜充血明顯，出現畏光流淚和瞼痙攣現象。

健康防治痛風處方

①中成藥治療：大活絡丹，舒筋活血片，疏風定痛丸，金匱腎氣丸。

②外用：艾葉 200～300 克，煎湯趁熱泡足。

③外用酒：生半夏 30 克，生南星 30 克，草烏 30 克，川烏 30 克，松節 30 克。以上藥物研成粗粉泡白酒 7 天後，外搽患處。

④中醫認為，此病內傷所致者多，所以，要調節情緒，勿勞累。堅持體育鍛鍊、增強體質對預防本病很關鍵。注意保暖，以防感冒。

⑤忌酒，不食對神經系統有刺

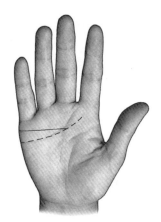

圖 5-103

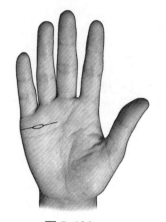
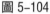

圖 5-104

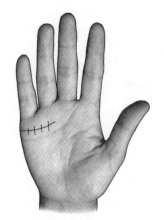

圖 5-105

激性的食物，如濃茶、生薑、蔥、蒜等。

（2）肝分線上有島紋，提示此人多因過量暴飲酒水引起肝損傷（圖 5-104）。

（3）肝分線上有數條干擾線，提示此人患有肝炎病史（圖 5-105）。

11.雪梨線可判斷的常見疾病信號

（1）雪梨線末端有島紋，無論此人目前感覺如何，應根據自身某病情況定期去醫院進行防癌普查（圖 5-106）。

（2）雪梨線末端分小叉紋，或末端呈羽毛狀，提示此人（兒童）易患過敏性紫癜（圖 5-107）。若一個人雙手掌或單手掌自幼開始就有明顯的雪梨線，提示此人嬰幼兒時患有發燒等大病史。

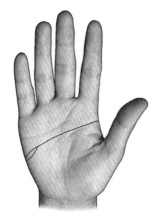

圖 5-106

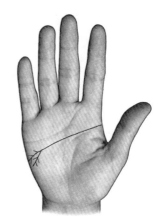

圖 5-107

健康防治過敏性紫癜處方

①食療：鮮藕節、胡蘿蔔各適量壓汁頻頻飲服。主治兒童過敏性紫癜。

②花生衣 30 克，大棗 20 克，生山楂 20 克，水煎當茶服。

③阿膠 3 克，豬肉 15 克，二者合煮湯內服。

④中成藥：歸脾丸。

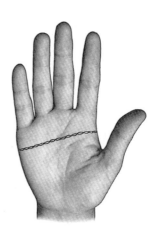

圖 5-108

12. 通貫掌線可判斷的常見疾病信號

（1）鏈狀通貫掌，提示此人易患頭痛，頑固性頭痛（圖 5-108）。

健康防治處方

①食療：天麻 12 克，川芎 9 克，白芷 9 克，藁本 6 克，當歸 10 克，生薑 3 片，草魚頭 3 個，水煎待溫服湯，連服 14 天。

②單方：頭痛發作時，捉活蠍子兩三條搗爛敷雙太陽穴處有立竿見影之效。

（2）通貫掌線中央有小島紋符號，提示此人易患心臟及視力方面疾患（圖 5-109）。

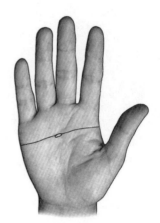

圖 5-109

13. 便秘線上可判斷的常見疾病信號

（1）便秘線標準，提示此人患有頑固性便秘史，或患過痔瘡（圖 5-110）。臨床發現，瘦人多為乾燥性便秘，胖人多為痰性便秘，老年人多為虛性便秘，青年人多為實性便秘。

健康防治處方

①便秘乃滋生百病之源。大便是垃圾，大便內有病毒和細菌，在體內停留時間長對人體百害而無益。適量的食用粗纖維蔬菜及脂肪有利於腸道潤

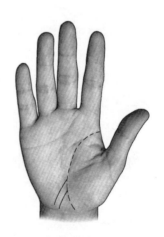

圖 5-110

滑蠕動排便。

②避免久坐，多做體育活動。

③食療：適量吃一些香蕉、蜂蜜、水果以增加腸運動。切忌亂用瀉藥。

（2）便秘線變成主線一樣粗，提示此人患有癲癇疾病信號（圖 5-111）。

健康教育處方

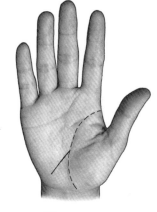

圖 5-111

①《黃帝內經》曰：「在母腹時其母有所受驚。」就是在說，母體在懷孕時精神受到嚴重刺激可導致體內循環紊亂、胎兒缺氧，能引發兒童先天性癲癇。明白了這一點，對預防此病至關重要。

②禁烟酒。保持樂觀情緒，樹立戰勝疾病信心。

③生活規律，保持充足睡眠。避免過分勞累及長時間讀書、看電視、玩麻將。

（3）有幾條短的便秘線，提示此人應防治便秘。若大魚際（艮位）有靜脈凸起一到三兩條，提示此人多為大便乾燥性便秘（圖 5-112）。

健康防治處方

筆者臨床經驗食療通便方：粗纖維青菜適量水煮後，

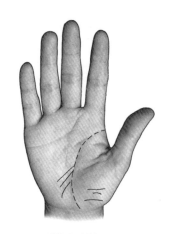

圖 5-112

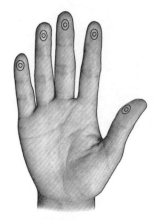

圖 5-113

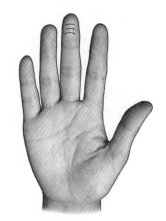

圖 5-114

放好調料，再給菜湯內加一兩勺豬油待化後菜湯食用，每日1次。大約在2000年9月份的一天晚上，寧夏鹽池縣一位讀者打來電話說，他家裡的一匹馬吃了沙子結住了（大便不下），用藥三天沒有效果，馬也不吃草，全家人急得團團轉。筆者告訴他將熟豬油給馬灌進去一兩斤即可。第二天晚上，他打電話告訴筆者說馬大便通了，拉下了一堆沙子。

14. 指紋可判斷的常見疾病信號

（1）十指紋全為渦斗紋，提示此人易患脾胃病（圖5-113）。

（2）兒童中指指紋為大弓形紋者，多提示有患多動症的傾向（圖5-114）。

健康教育處方

盡量不要飲濃茶及可口可樂等有興奮作用的飲料。

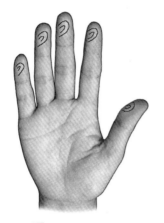

圖 5-115

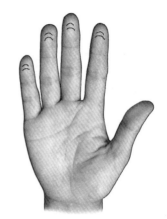

圖 5-116

（3）十指紋多數呈馬蹄紋，並開口偏向右側（小指方向），提示此人若患有大病，抗病能力差而康復困難（圖5-115）。

（4）十指紋弓形指紋佔多數者，女性提示易患乳腺增生和不孕症（圖5-116）。

（5）女性左手指紋多數為馬蹄紋，開口偏向右側者（小指方向），提示此人易患憂鬱症、乳腺增生病（圖5-117）。

健康教育處方

①多參加集體活動，常聽音樂，廣交朋友，有利於改善情緒。

②正確認識本病，積極配合醫生治療。

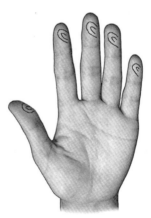

圖 5-117

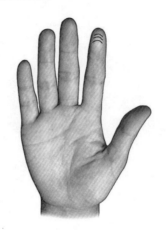

圖 5-118

（6）食指指紋為弓形者的男性，多提示先天性不育症
（圖 5-118）。

健康教育處方

資料報導，男女不育的不孕症已上升為世界四大疾病
（腦血管病、心臟病、癌病、糖尿病）之後。應積極去醫
院查明證實病因，若少精、精子成活率低下，可用藥物治
療。若死精、無精，應正確對待。不要盲從虛假廣告，以
免人為地造成經濟負擔而徒勞。

十一、臨床手像墨印傳真實例分析 50 例

病例 1

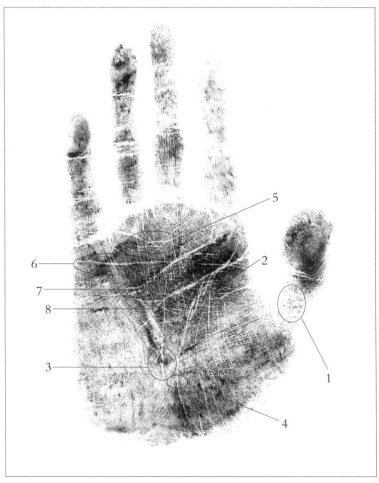

男，51 歲　　　　　1996 年 4 月 18 日印　　　　　左手

病例 1 臨床分析：

①大拇指第二節掌聲面紋雜亂，提示頭痛信號。

②生命線上端呈狹長小島紋狀，提示呼吸道功能差。

③生命線外側掌明堂下部位有同生命線相切的方形紋符號，臨床發現凡有此符號掌紋者，均提示此人遇到挫折或受到精神打擊時，易產生輕生和出家隱居的念頭。所謂輕生，就是指一個人當感到矛盾、失望，受到打擊，內心空虛苦悶煩惱，壓制絕望等緊張心理及情緒反應發展到了極點時，對生活失去信心，採取一種消極有意的自我毀滅瓦解自己的行為。

筆者建議，凡有輕生念頭時，應同知心朋友去積極交談，轉移注意力，以尋求幫助。2003 年 12 月 4 日，中央電視臺 10 頻道節目主持人姜文采在科學歷程欄目中採訪著名心理學家費立鵬（加拿大人，在中國工作）。費立鵬說：據研究調查結果和不完全統計，中國每年有 28 萬人自殺死掉，200 萬人輕生自殺未遂，中國人自殺已排在世界第四位。自殺年齡在15～34 歲之間的人最多，農村青年婦女佔多數。

④生命線末端分叉紋，提示此人為關節炎疾病信號。

⑤有標準的過敏線，提示此人為過敏體質。

⑥有明顯的肝分線，並延長到中指下，提示此人肝臟因酒精中毒、藥物中毒或肝病史等造成了肝損傷，也可能是關節炎信號。

⑦感情線在無名指下有斷裂痕跡，提示此人有食物中毒或煤氣中毒史。

⑧有明顯的頸椎病線，提示此人患有頸椎增生病。

病例 2

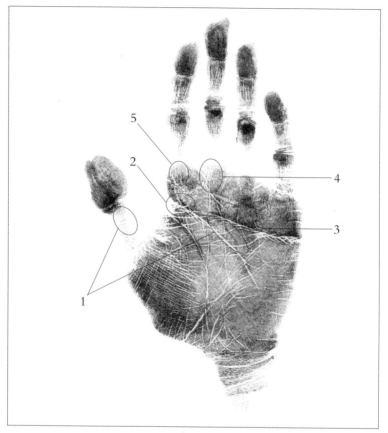

女，18 歲　　　　　1995 年 2 月 10 日印　　　　　右手

　　病例 2 臨床分析：①大拇指第二節掌面紋雜亂；智慧線干擾線多，均提示頭痛信號。②生命線同智慧線起端分開距離大，提示此人性子急，從幼年開始易患婦科炎症，白帶多。③有明顯頸椎線，建議應積極防治頸椎病。臨床發現，隨著社會的發展，頸椎病越來越多，並趨向年輕化。④食指、中指兩指縫掌面處有方形紋符號，提示患有鼻炎信號。⑤右手異位有「米」字紋符號，提示患有膽結石信號。

病例3

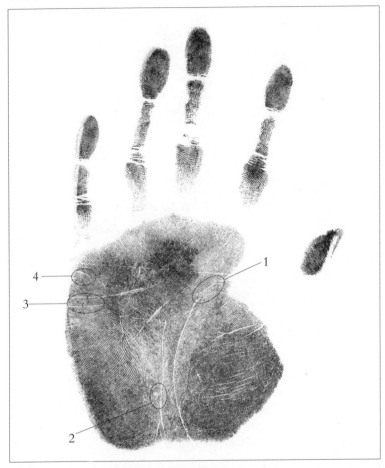

男，25歲　　　　2000 年 5 月 2 日印　　　　左手

　　病例 3 臨床分析：①生命線起端呈菱狀紋理符號，提示此人幼年尿床史。②玉柱線起端呈人字狀，提示此人鍾愛自已，善於管理自己，若患病能自覺地去積極治療。③感情線起端下方有一較短的平行線，提示此人幼年患大病史，或受過重大打擊。④性線下彎，提示此人耳鳴信號。

病例4

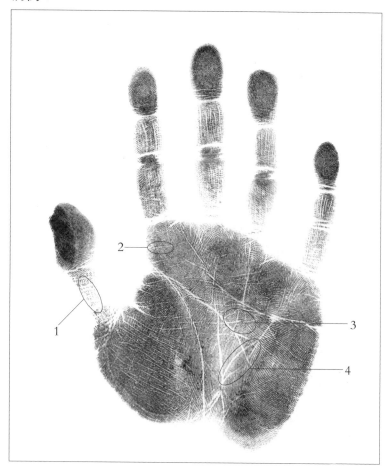

女，28 歲　　　1999 年 3 月 22 日印　　　右手

　　病例 4 臨床分析：①大拇指第二節掌面紋雜亂，提示此人易患頭痛。②右手掌木星丘有「十」字紋，提示此人有患膽結石疾病信號。③無名指下方庭有葉狀島紋相切智慧線和感情線，提示此人患有乳腺增生信號。④非健康線起端呈島紋符號，提示此人患有肝囊腫信號。

病例5

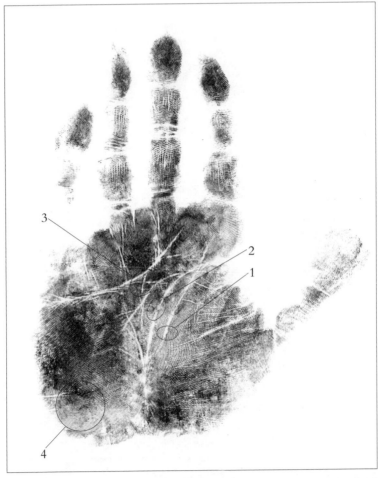

男，60歲　　　　2003年1月23日印　　　　左手

　　病例5臨床分析：①生命線內側生有支線，提示手指麻痺信號。②生命線在40歲年齡劃分區變細弱狀，有斷裂之跡，提示患病史。③方庭有「十」字紋，提示心律失常信號。④月丘有指腹樣紋，提示此人抗病能力、免疫力及運動耐力均差。

病例 6

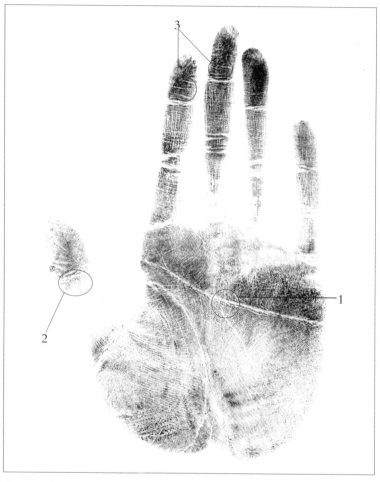

女，20 歲　　　　1998 年 4 月 30 日印　　　　右手

　　病例 6 臨床分析：①此手掌紋並非屬通貫掌，為假通貫掌，請讀者予以區別。若無半路出來的智慧線才算通貫掌。②大拇指孔子目明顯，知識分子或雖無文憑而智慧高的人多見。③指腹出現橫紋，提示近期精神壓力大而致體質差，或睡眠也有障礙。

病例7

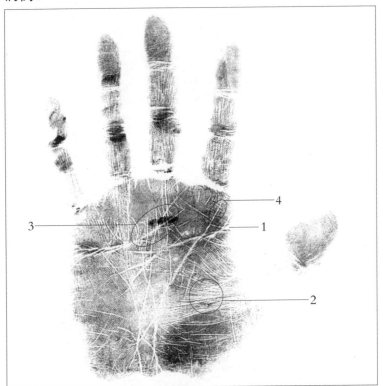

男，48 歲　　　　1998 年 2 月 7 日印　　　　左手

　　病例 7 臨床分析：①生命線起點偏高，提示肝火旺，脾氣大，易動怒。②震位凹溝明顯，患者告知只要飯後立即就會打盹兒，建議去醫院胃鏡室檢查萎縮性胃炎。當年 2 月 21 日去某醫院檢查診斷為萎縮性胃炎伴糜爛、十二指腸多發性潰瘍（Ａ期）。③感情線前端處於干擾線多，為氣管炎信號。④有明顯的健康線，提示抗病能力強。但此人指紋開口均偏右側（小指側），又提示此人若患大病康復困難。但此人是個「烟鬼」，平均每天抽三包烟，同時還愛飲酒。建議積極戒烟禁酒為惜體之上策方略。

病例 8

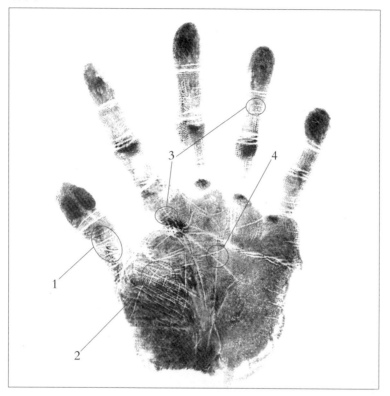

男，23 歲　　　　1998 年 4 月 13 日印　　　　右手

　　病例 8 臨床分析：①大拇指第二指節掌面紋雜亂，提示頭痛信號。②震位有雜亂的「十」字紋，提示患者嚴重胃病史，應積極防治（患者告知患過胃穿孔）。③無名指變瘦弱，巽位有「十」字紋，提示膽結石信號，此病臨床驗證有遺傳傾向（患者母親、姨媽、外婆均患過膽結石病）。④方庭有明顯的「十」字紋，提示心律失常信號。

病例9

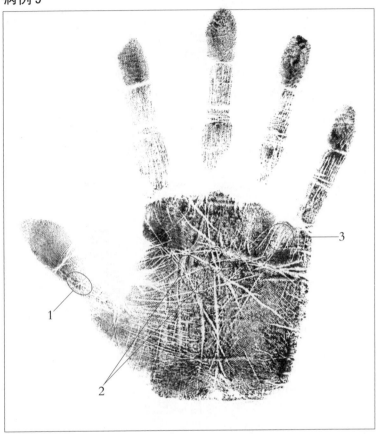

男，65 歲　　　　1998 年 6 月 22 日印　　　　右手

　　病例 9 臨床分析：①大拇指第二指節面有「米」字紋符號，提示頭痛信號。②震位紋雜亂；有肝分線演變異線走向大拇指掌面；本能線上部有明顯的干擾線；玉柱線頂端有豎島紋；十指紋均為渦斗紋；全手掌乾巴不出汗；異位有明顯的「十」字紋，無名指變細弱（患者告知 20 年前膽囊已切除）；有明顯的雪梨線。以上均綜合提示應積極防治胃癌發生。③坤位有明顯的「水星垂線紋」提示泌尿系統感染史，下肢乏力症。

病例10

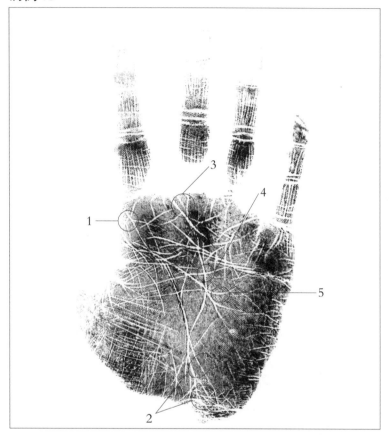

男，25 歲   1998 年 9 月 2 日印   右手

病例 10 臨床分析：①巽位有明顯的「米」字紋，提示膽結石信號。②有明顯的便秘線，地丘有網狀的雜亂島紋，提示便秘痔瘡信號。③食指、中指二指縫掌面處有方形紋，提示鼻炎。④方庭有「十」字紋，提示有心律失常信號。⑤有頸椎增生線，提示患有頸椎增生。

病例11

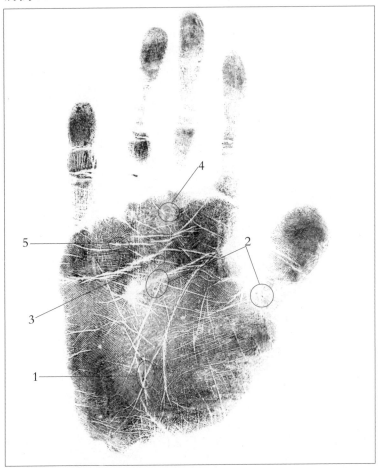

女，32歲　　　　2002年6月22日印　　　　左手

病例11 臨床分析：①有長的便秘線，地丘又有豎島紋，提示頑固性便秘、痔瘡信號。②智慧線被干擾線干擾，大拇指第二指節掌面紋雜亂，提示頭痛。③方庭有幾條貫橋線，提示心臟疾患信號。④有明顯的土星環，提示肝氣不舒，近期精神、心理、思想壓力大。⑤有明顯的肝分線，提示肝損傷信號。

病例 12

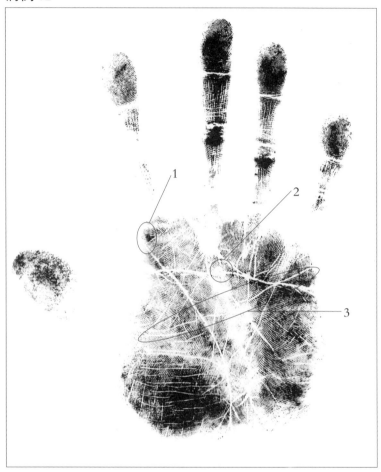

男，30 歲　　　　2002 年 4 月 13 日印　　　　右手

　　病例 12 臨床分析：①巽位有明顯的「十」字紋，提示膽囊疾病。②方庭有明顯的「十」字紋，提示心律失常信號。③震位有凹陷，有肝分線變異，提示肝損傷嚴重，應積極戒烟禁酒，以防肝和胃疾加重。

病例 13

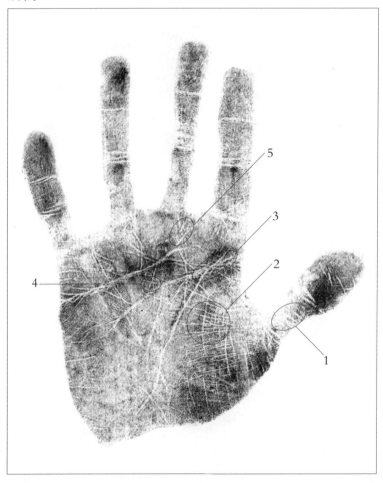

男，22 歲   1997 年 10 月 12 日印   左手

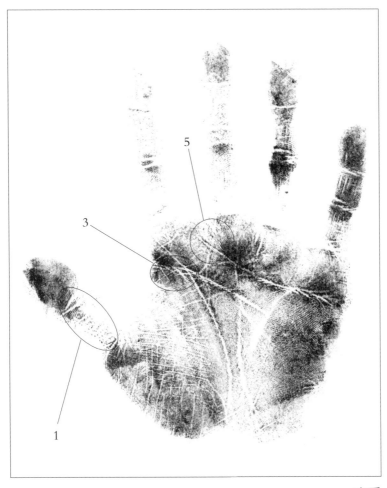

右手

　　病例 13 臨床分析：①雙手大拇指第二指節掌面紋雜亂，提示頭痛信號。②左手震位紋雜亂，提示慢性胃炎信號。③雙手生命線與智慧線交匯處呈菱狀紋理，提示幼年夜尿床史。④左手方庭內有「十」字紋，提示心律失常信號。⑤雙手掌食指、中指的指縫掌面處有方形紋，提示此人患有鼻炎信號。

病例 14

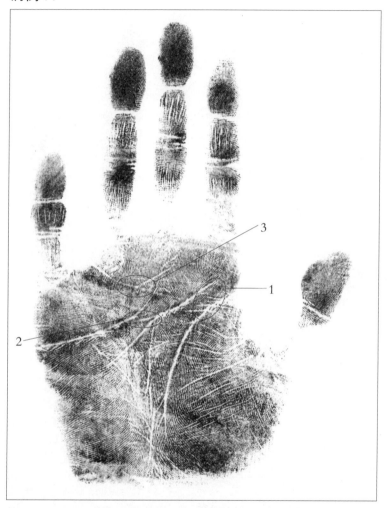

男，22 歲　　　　1997 年 11 月 16 日印　　　　左手

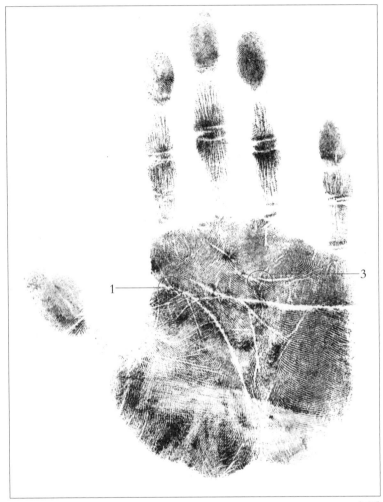

右手

病例 14 臨床分析：①雙手掌生命線同智慧線起點分開距離大，提示此人性子急，易動怒，肝膽易濕熱下注致陰囊潮濕。②左手掌方庭有明顯的貫橋線，提示此人應積極防治心臟疾患。③雙手有明顯的金星環，提示此人為過敏體質。

病例 15

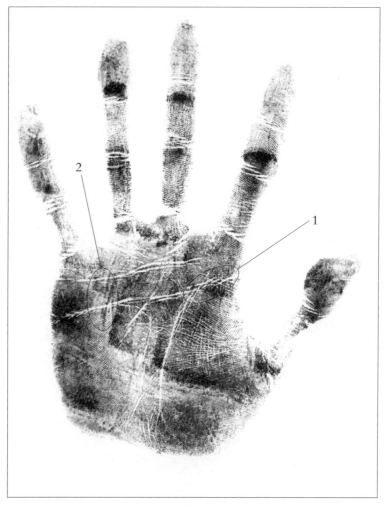

男，21 歲　　　　1997 年 12 月 14 日印　　　　左手

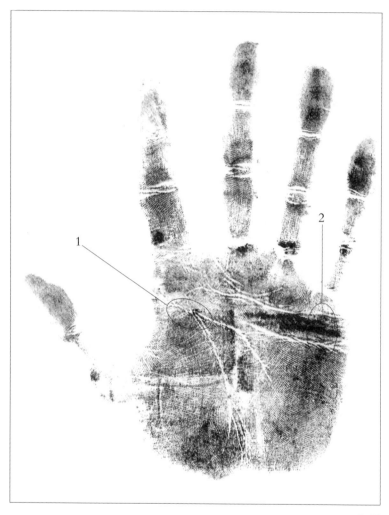

右手

病例 15 臨床分析：①雙手掌生命線同智慧線起端交匯處呈菱狀紋理，提示幼年夜尿床史。②雙手掌聲均有明顯的兩條感情線，提示身體健康，耐病能力強，感情豐富。

病例 16

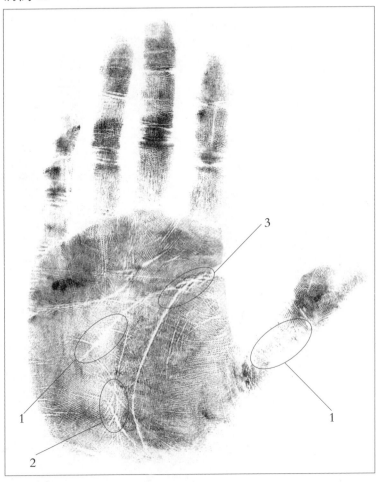

男，38 歲　　　　1998 年 3 月 11 日印　　　　左手

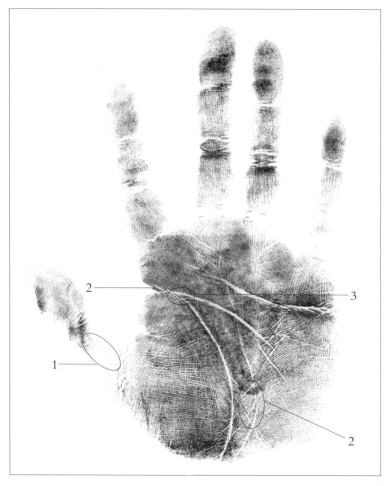

右手

　　病例 16 臨床分析：①雙手掌大拇指第二指節掌面紋雜亂；左手掌智慧線有干擾線，均提示頭痛。②雙手生命線起點偏高；雙手玉柱線起端處均有方形紋扣住。均提示此人最易動怒，肝火旺，對人遇事在起衝突時易好鬥，甚至大打出手闖禍。③雙手生命線和智慧線起端交匯處呈菱狀紋理，提示幼年夜尿床史。

病例 17

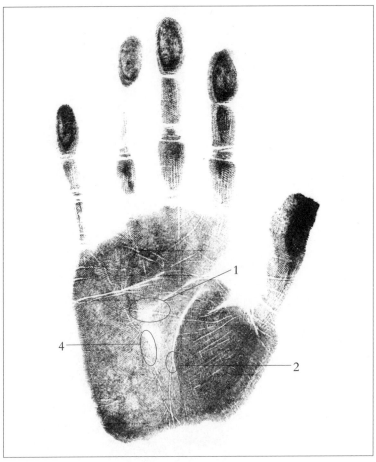

女，50歲　　　　2003年4月23日印　　　　左手

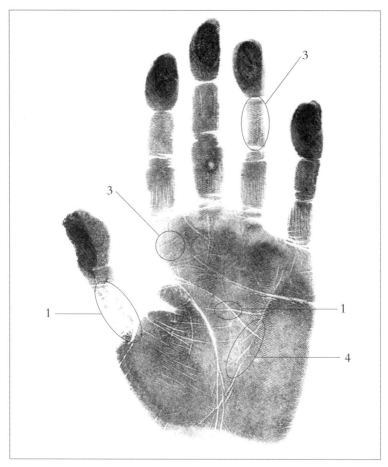

右手

病例 17 臨床分析：①右手大拇指第二指節紋雜亂；雙手智慧線有干擾「十」字紋；均提示頭痛。②左手生命線末端處分叉紋，提示關節炎信號。③右手掌異位有「十」字紋，無名指變細弱，均提示膽囊炎信號。④雙手掌非健康線呈斷裂狀，提示此人消化功能差，易疲倦、易感冒、體質差。

病例 18

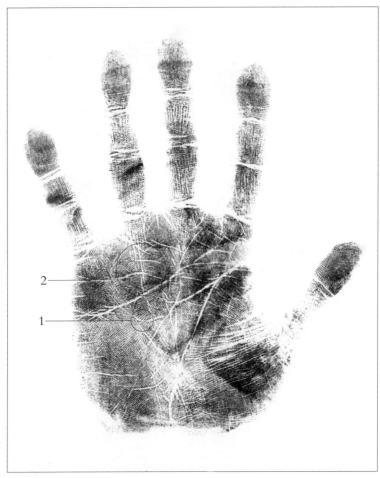

男，51 歲　　　　1998 年 1 月 7 日印　　　　左手

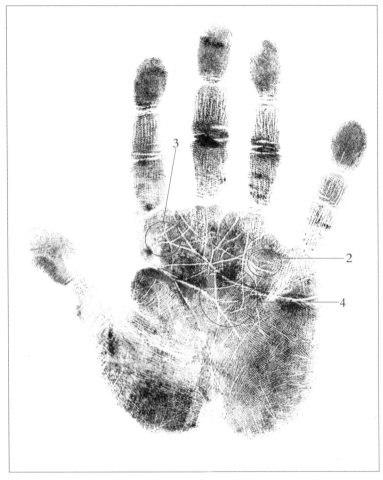

右手

病例 18 臨床分析：①左手掌有明顯的頸椎增生線。②雙手掌有明顯長的肝分線，提示肝損傷、關節炎信號。③右手掌異位有「田」字紋，提示膽囊疾患信號。④右手智慧線上有明顯的方形紋，提示頭部受損傷。

病例19

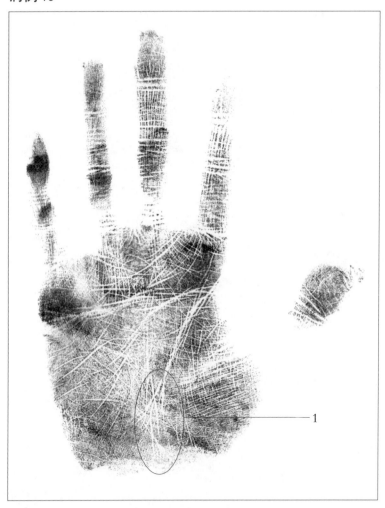

女，38歲　　　　1998年2月15日印　　　　左手

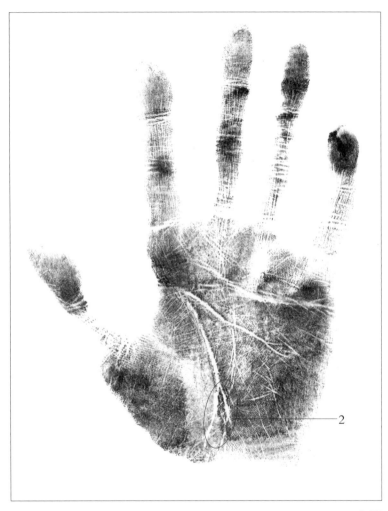

右手

　　病例 19 臨床分析：①左手掌生命線末端呈花朵狀紋理，提示此人患有婦科囊腫肌瘤先兆。②右手掌生命線末端呈大島紋，提示此人患有腰腿痛、附件炎信號。

病例20

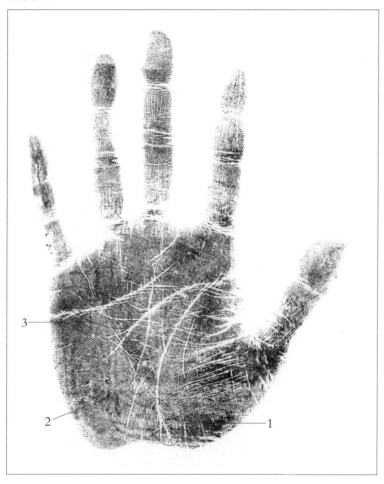

女，33歲　　　　1998年8月10日印　　　　左手

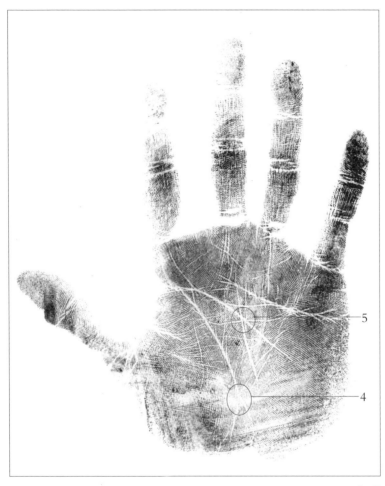

右手

病例 20 臨床分析：①左手生命線末端兩側有支線，呈掃把狀，提示慢性盆腔炎信號。②左手掌生命線有長的便秘線。③左手掌有變異的肝分線，提示肝損傷史。④右手掌生命線末端分叉，且與主線一樣粗，提示關節炎信號。⑤右手智慧線上有「十」字紋，又有方形紋扣住，提示頭部受傷史，頭痛信號。

病例 21

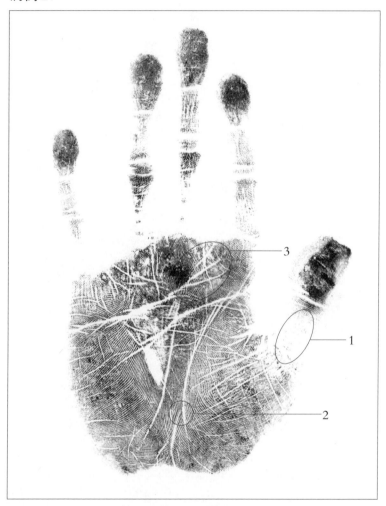

男，32 歲　　　　1997 年 5 月 12 日印　　　　左手

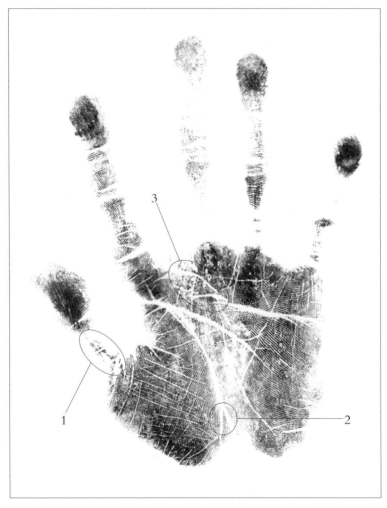

右手

病例 21 臨床分析：①雙手大拇指第二指節掌面紋雜亂，提示頭疼。②雙手生命線末端均分明顯叉紋，提示關節炎信號。③雙手掌食指、中指縫掌面紋雜亂明顯，提示慢性咽炎疾患。

病例22

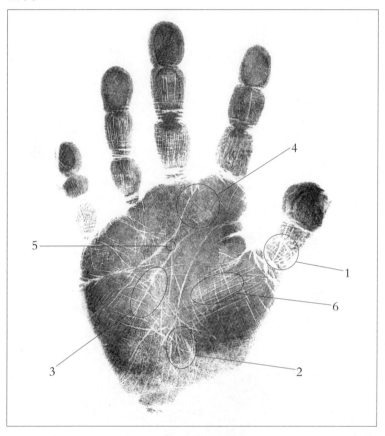

女，61歲　　　　2000 年 3 月 27 日印　　　　左手

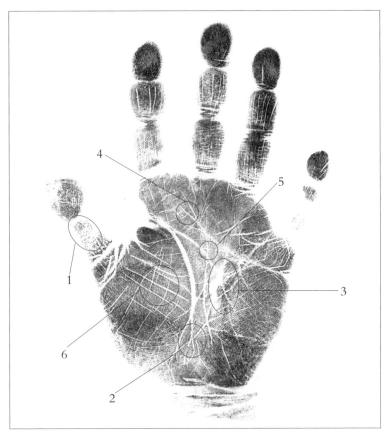

右手

　　病例 22 臨床分析：①雙手大拇指第二節掌面紋雜亂，並有
「十」「米」字紋符號，提示此人患有頑固性頭疼。②雙手生命
線末端地丘處均有豎島紋符號，提示此人患有痔疾日久。③雙手
智慧線末端處有眾條干擾線，提示頭疼。④左手食指、中指指縫
掌面處有方形紋符號，提示鼻炎信號。⑤雙手掌庭狹窄，提示
肺活動量差，心臟二尖瓣狹窄信號。⑥雙手 第一火星平原丘（震
位）呈「井」「田」字紋，提示胃潰瘍、十二指腸球部潰瘍史。

病例23

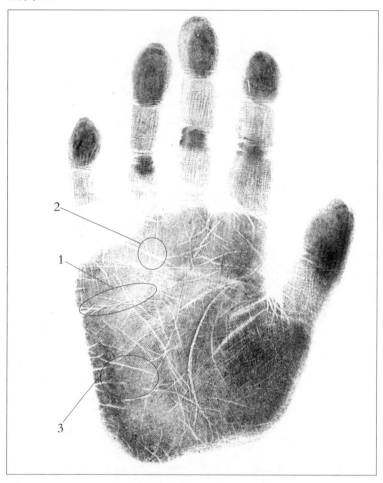

女，8歲　　　　2000 年 11 月 14 日印　　　　左手

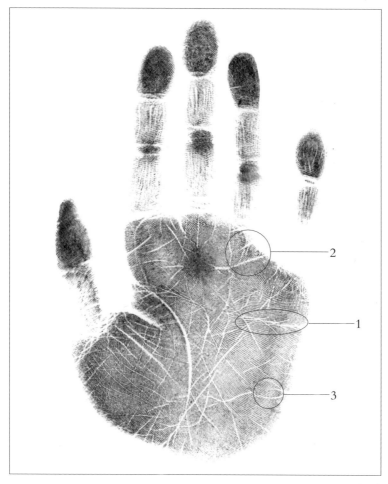

右手

病例 23 臨床分析：①雙手感情線紊亂，提示自幼呼吸系統功能差，易患感冒。②雙手無名指和小指縫掌面處有方形紋符號，提示幼兒時嚴重發燒史，腦膜炎史。若成年人一手掌有此方形符號，提示腦內傷史（腦出血多見）。③雙手掌月丘均有放縱線，提示多夢信號。

病例 24

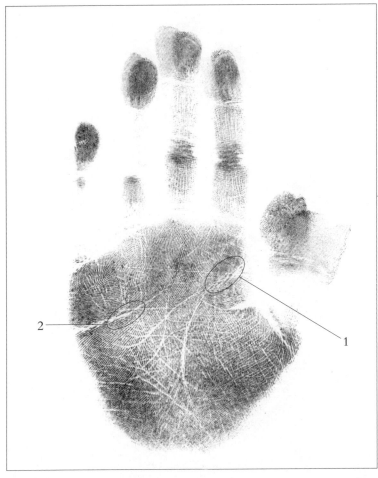

男，7歲　　　　1999 年 4 月 20 日印　　　　左手

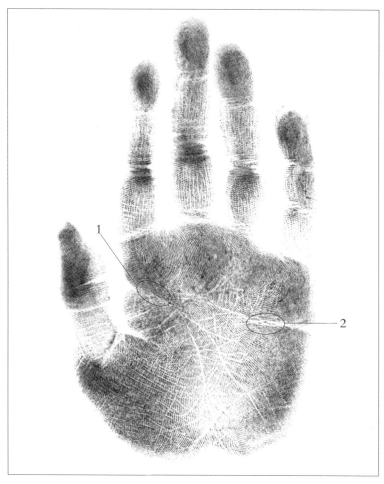

右手

　　病例 24 臨床分析：①雙手掌生命線與智慧線起點交匯處呈菱狀符號，提示此小孩仍在夜尿床。當筆者詢問他時，他笑著說：「我是尿床大王。」據筆者臨床經驗，患者的菱狀紋多少與夜尿床歲數成比例。②雙手無名指下、感情線上有小島紋符號，提示此小孩應積極改變錯誤的看書寫字姿勢，以防治近視發生。

病例 25

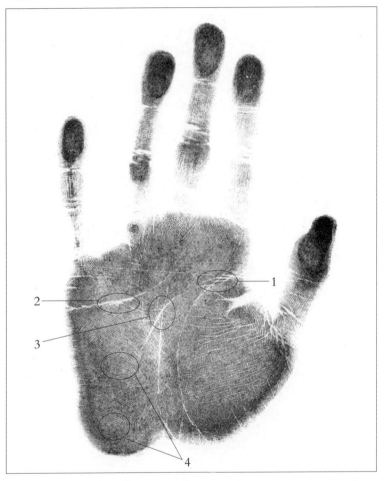

女，22歲   2000 年 2 月 15 日印   左手

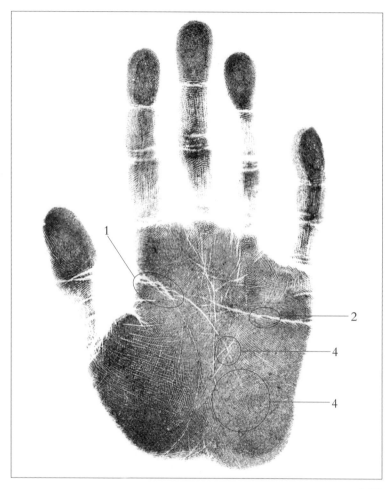

右手

　　病例 25 臨床分析：①雙手生命線與智慧線起端呈菱狀紋理符
號，提示幼年夜尿床史。②雙手無名指下，感情線上均有小眼島
紋，提示視力障礙信號。③雙手智慧線均有明顯的干擾線，提示
頭痛信號。④雙手金月丘均有指腹樣自然紋理，提示此人免疫功
能、抗病能力、運動耐力均差。

病例 26

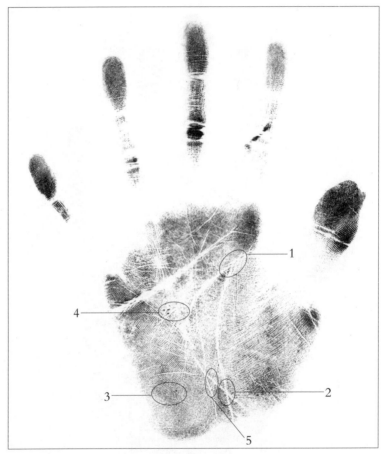

女，24 歲　　　　1996 年 3 月 12 日印　　　　左手

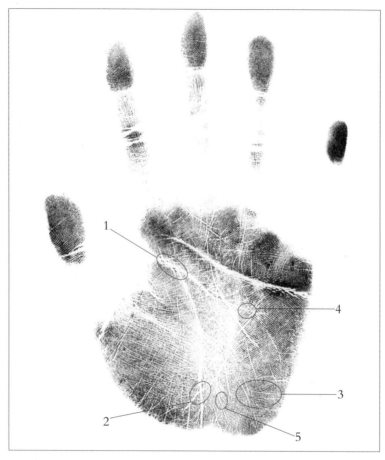

右手

病例 26 臨床分析：①雙手生命線與智慧線交匯處呈菱狀紋理符號，提示此人幼年夜尿床史。②生命線末端均有斜的先天性美術線，提示此人從小喜歡美術藝術之類，但進入老年易患腰痛。③雙手月丘均有指腹樣自然紋，提示此人運動耐力、抗病能力、免疫功能均差。④雙手均有頸椎線，提示此人已患有頸椎病。⑤雙手均有便秘線，提示此人患有便秘史。

病例27

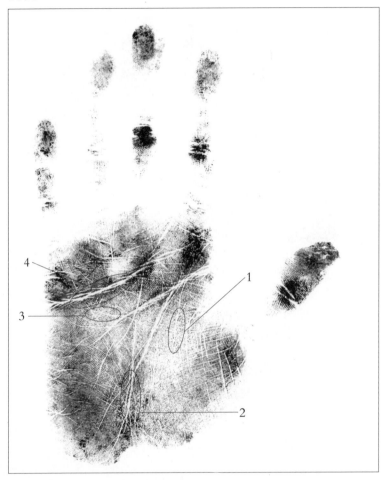

女，50歲　　　　2004年12月22日印　　　　左手

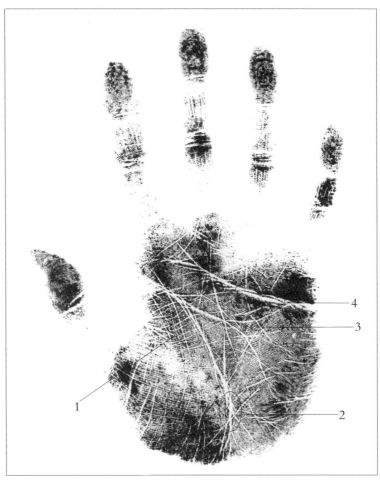

右手

病例 27 臨床分析：①雙手生命線內側均有支線，提示此人常常手指易麻痺。②雙手生命線末端均有小島紋，提示婦科子宮肌瘤信號。③雙手均有頸椎增生線。④雙手無名指下感情線上均有小島紋，提示近視信號。

病例28

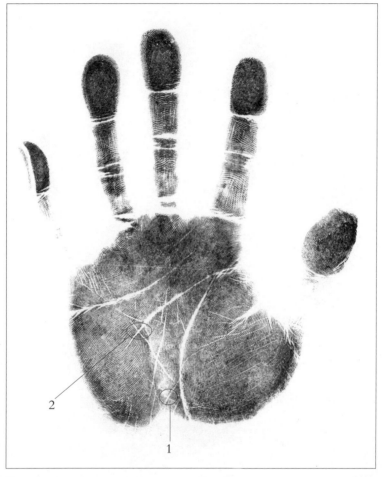

男，31歲　　　　2003年1月13日印　　　　左手

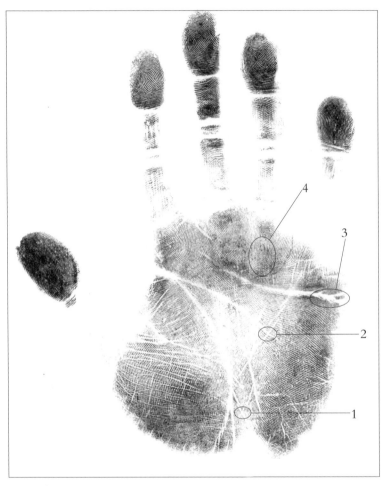

右手

病例 28 臨床分析：①雙手生命線末端均有便秘線，提示此人有便秘史或正在患便秘。②雙手智慧線末端均有同非健康線形成十字紋，提示此人頭痛。③右手感情線起端有島紋，提示耳鳴信號。④離位有先天性自然皮紋包住無名指趨勢，提示此人虛榮心強、好面子。

病例29

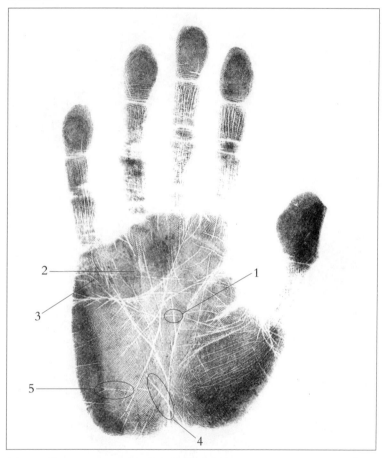

男，48 歲　　　　2000 年 3 月 15 日印　　　　左手

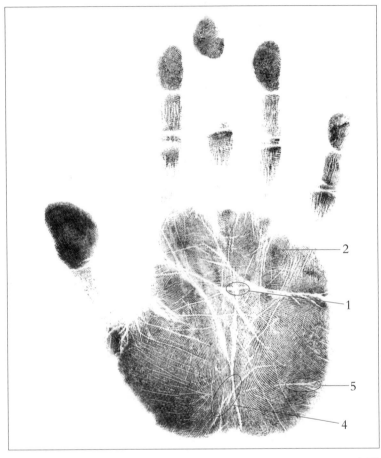

右手

病例 29 臨床分析：①雙手掌方庭內有明顯的「十」字紋，提示此人心律失常信號。②左手無名指下感情線下垂使離區增大，提示此人血壓偏低。③左手有一條變異線，提示此人肝臟因酒精中毒、藥物中毒或「怒傷肝」之肝損傷信號。④雙手掌均有美術線，提示此人進入中年之後易患腰痛。⑤雙手掌均有放縱線，提示此人要預防糖尿病，50 歲以後兼肥胖者臨床意義更大。

病例 30

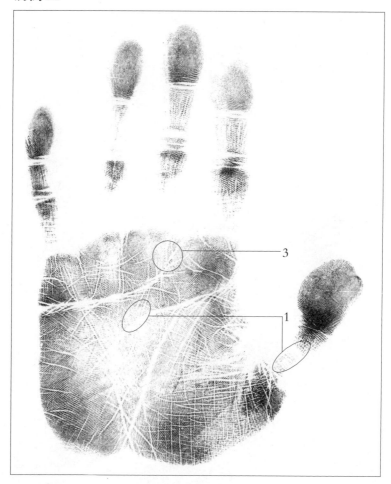

男，24歲　　　　1999 年 5 月 13 日印　　　　左手

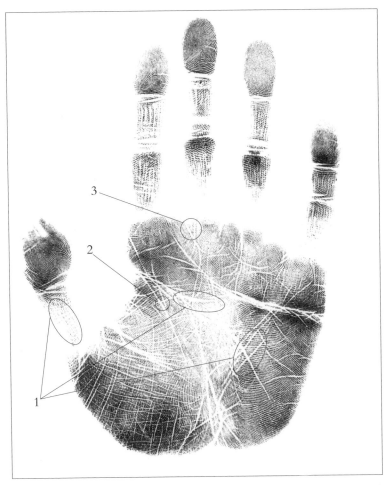

右手

　　病例 30 臨床分析：①雙手大拇指第二節掌面和智慧線上干擾線多，提示此人患有頭痛。②右手生命線內側有支線，提示手指易麻痺。③雙手食指、中指指縫掌面有小方形紋符號，提示此人正患有鼻炎信號。

病例31

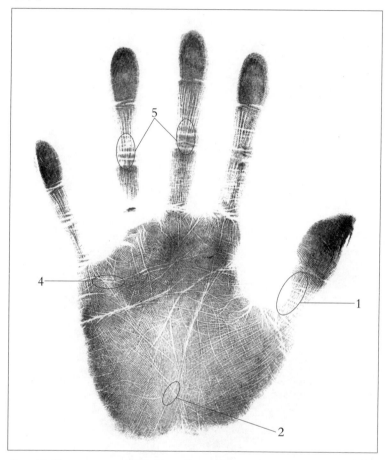

女，40歲　　　2003年4月18日印　　　左手

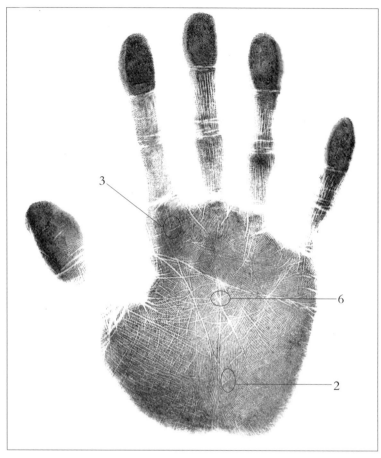

右手

病例 31 臨床分析：①左手大拇指第二節掌面紋雜亂，提示此人易患頭痛。②雙手均有長的便秘線，提示此人患有便秘史或正在患有便秘。③右手木星丘有「田」字紋，無名指變細弱，提示應積極防治膽囊疾患。④左手有明顯的肝分線。⑤雙手指節掌面橫紋多，提示此人體質差，近期內分泌失調。⑥右手玉柱線末端有小長島紋，提示胃下垂信號。

病例 32

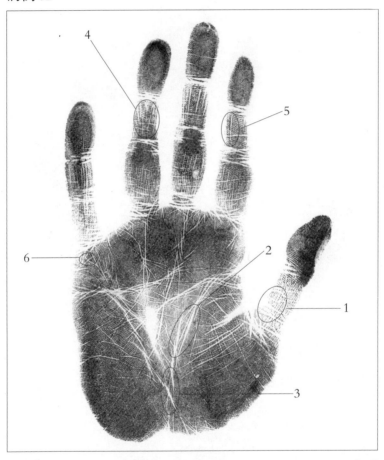

女，39 歲　　　　2001 年 10 月 17 日印　　　　左手

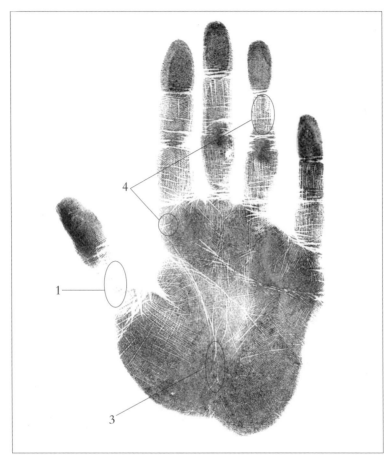

右手

　　病例 32 臨床分析：①雙手大拇指第二指節掌面紋雜亂，提示此人易患頭痛。②左手生命線紊亂，提示此人體質差。③雙手生命線末端有小島紋符號，提示此人子宮肌瘤信號。④雙手無名指變細弱，右手木星丘有「米」字紋，提示膽結石信號。⑤左手食指第二節變瘦弱，提示氣管炎信號。⑥左手性線分三叉紋，提示此人性生活障礙或夫妻分居史信號。

病例 33

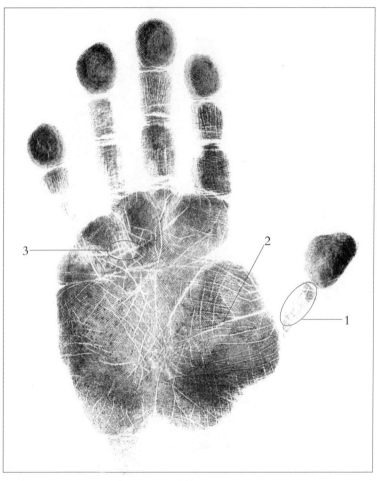

男，52 歲　　　2004 年 3 月 10 日印　　　左手

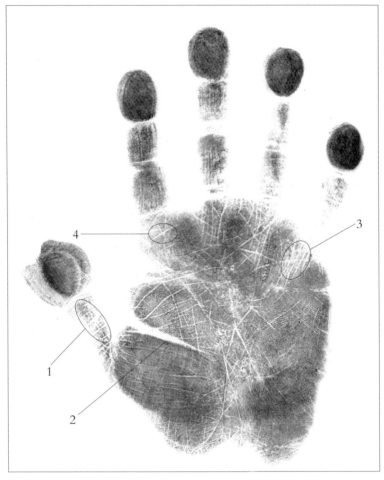

右手

病例 33 臨床分析：①雙手大拇指第二指節掌面紋雜亂，提示此人易患頭痛。②雙手震位均有橫凹溝，提示此人患有胃疾。③雙手均有肝分線，並又有干擾線，提示此人已患肝損傷。④左手異位有「十」字紋，提示膽囊疾患。

病例 54

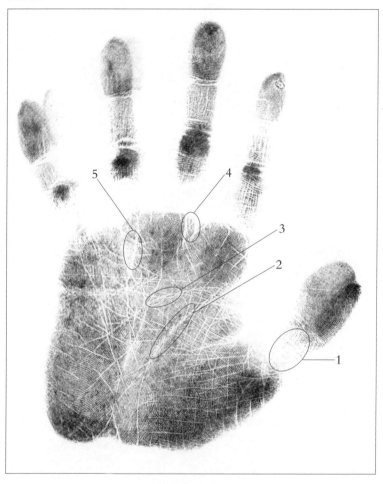

男，10歲   2004 年 1 月 19 日印   左手

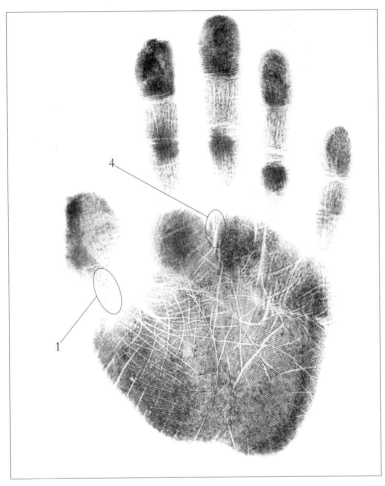

右手

病例 34 臨床分析：①雙手大拇指第二指節掌面紋雜亂，提示頭痛信號。②左手生命線紊亂，提示此兒童體質差，易患感冒。③左手智慧線中央有小島紋符號，建議此兒童應積極預防近視。④雙手掌食指、中指二指縫掌面處有方形紋符號，提示鼻炎信號。⑤左手掌太陽線呈「丰」字紋，提示慢性氣管炎信號。

病例 35

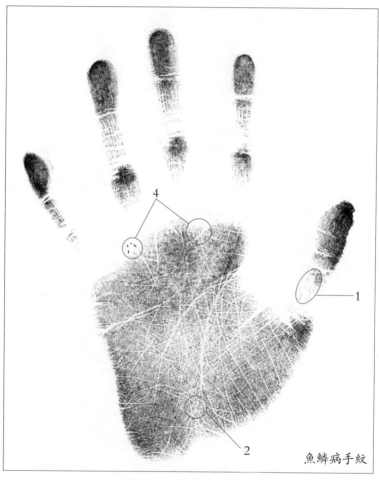

4

1

2

魚鱗病手紋

女，12歲　　　2004 年 12 月 16 日印　　　左手

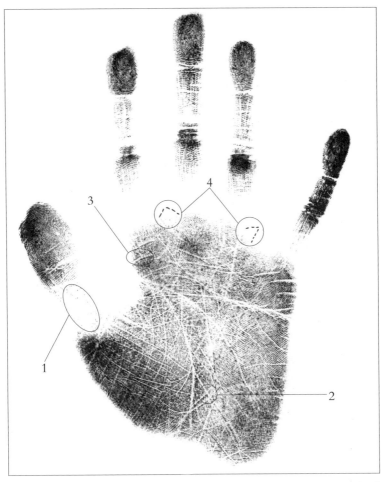

右手

病例 35 臨床分析：①雙手大拇指第二指節掌面紋雜亂，提示頭痛信號。②雙手掌均有長的便秘線，提示便秘信號。③右手異位有「十」字紋，提示此兒童有家族性膽囊疾病史。④雙手掌食指、中指指縫和小指、無名指縫掌面處均有方形紋符號，提示此兒童幼小時患嚴重發高燒史。

病例 36

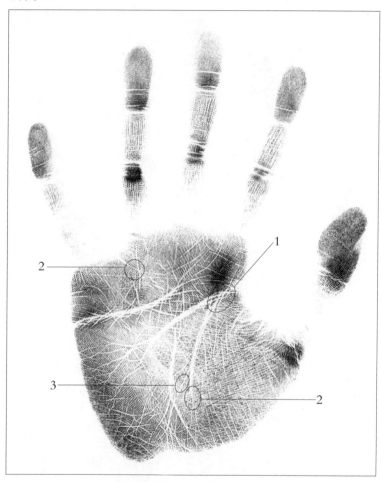

女，22歲　　　　2005年3月8日印　　　　左手

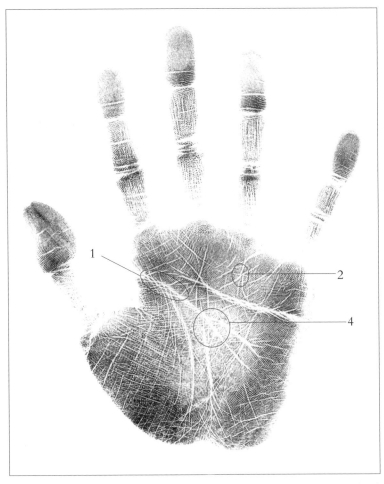

右手

病例 36 臨床分析：①本能線與智慧線起端交匯處呈菱狀紋理，提示幼年夜尿床史。②左手生命線較短，末端又分小叉紋，雙手太陽線又呈大「十」字紋，提示家族性腦出血史。③左手掌有長的便秘線。④右手智慧線分叉，又有干擾線，提示頭痛。

病例 37

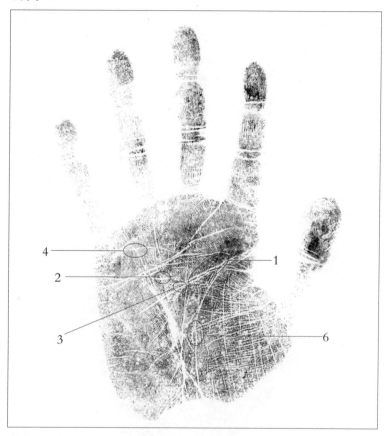

男，52 歲　　　　2004 年 5 月 10 日印　　　　左手

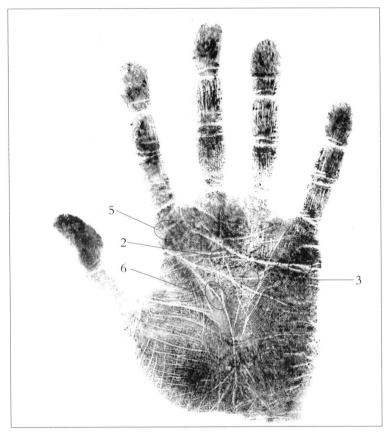

右手

病例 37 臨床分析：①左手智慧線中央有一連串幾個小島，提示此人近幾個月（半年）內心理壓力大。②左手方庭有「十」字紋；右手方庭有貫橋線，提示應預防心臟疾患。③雙手掌方庭內均有頸椎增生病線。④左手掌有明顯的肝分線，提示肝損傷史，⑤右手異位有「十」字紋，提示膽囊疾患。⑥左手生命線有副線連接斷裂處，提示年齡區患過大病史（有關手掌年齡劃分法，請讀者參看《望手診病圖解》一書）。

病例 38

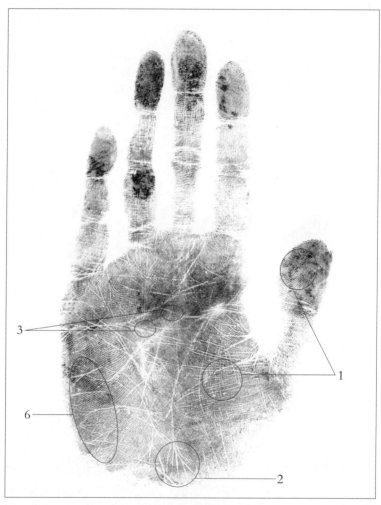

女，41 歲　　　　2002 年 8 月 14 日印　　　　左手

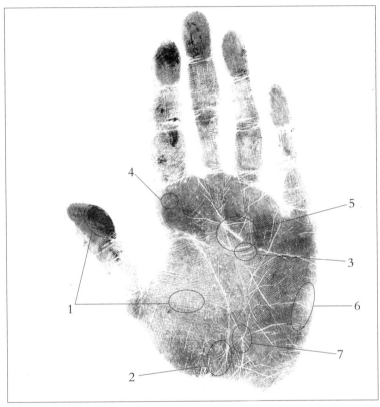

右手

病例 38 臨床分析：①雙手掌第一火星平原丘有指腹樣紋，十指紋多數開口均偏向右側，提示此人抗病能力差。②雙手掌生命線末端兩側有支線，呈掃把狀，提示慢性盆腔炎。③雙手掌方庭有「十」字紋，並有貫橋線，提示心臟疾患信號。④右手木星丘有「田」字紋，提示膽結石信號。⑤右手中指、無名指縫下掌面感情線上有方形紋扣住，提示應積極防治食道惡變疾病發生，⑥雙手均有放縱線和打擊緣掌面處均有異性線，提示多夢或性生活過度。⑦右手掌地丘有「米」字紋符號，提示此人患有婦科癥瘕之類疾病信號。

病例39

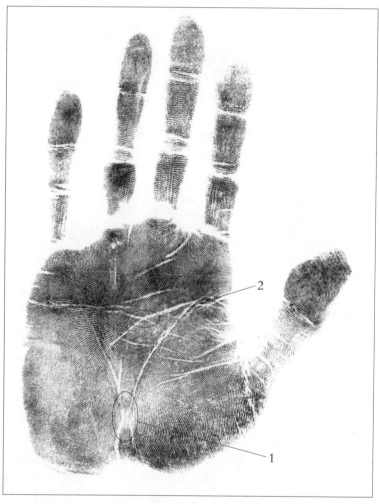

男，27歲　　　　1998年4月14日印　　　　左手

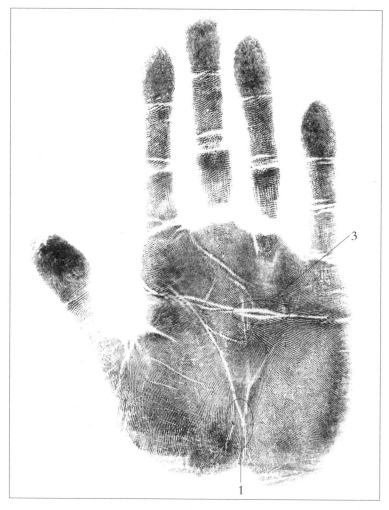

右手

病例 39 臨床分析：①雙手掌生命線末端分叉紋，提示關節炎信號。②左手智慧線有干擾線，提示頭痛信號。③右手為通貫掌，線上又有小島紋，提示頭痛、心臟疾患或視力方面有障礙。

病例 40

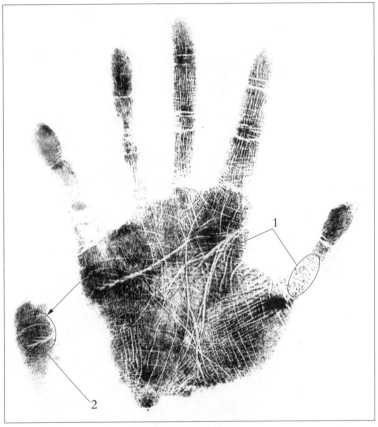

女，34 歲　　　1997 年 12 月 27 日印　　　左手

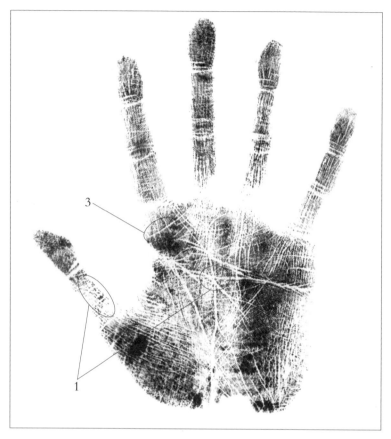

右手

病例 40 臨床分析：①雙手掌紋雜亂刺眼，提示此人對人遇事
神經質傾向。雙手掌大拇指第二指節掌面紋雜亂，雙手智慧線紊
亂，左手掌智慧線上又有「回」字紋，均提示頭痛，精神壓力大
（筆者在對其進行手診分析時，患者搶過話頭說：「我兩年前患
過精神病。」）。②左手掌性線有明顯的島紋，提示性生活方面有障
礙（患者又搶過話頭說：「我丈夫因販毒被判無期徒刑。」）。
③右手掌巽位（木星丘）有「十」字紋，提示膽囊疾患。

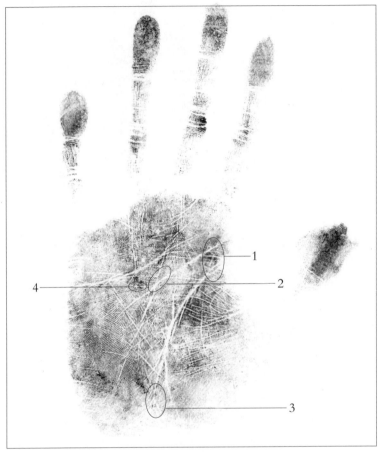

病例 41

女，25 歲　　　　　2002 年 7 月 5 日印　　　　　左手

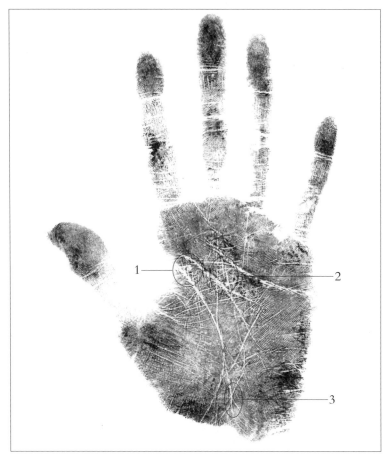

右手

病例 41 臨床分析：①雙手掌智慧線與生命線起端分開距離大，提示此人性子急，學習辦事易虎頭蛇尾（開始認眞勁頭足，中間、最後便放鬆）；病理提示從幼年就易患婦科炎症，白帶多。②左手掌智慧線平直，右手掌智慧線干擾線多，提示此人固執、易頭痛。③雙手生命線末端分叉紋，叉紋末端又分叉紋，提示此人有便秘史。④左手掌無名指下方庭有頸椎病線。

病例 42

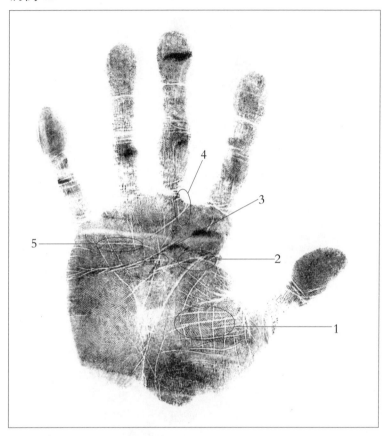

男，49 歲　　　　1998 年 1 月 12 日印　　　　左手

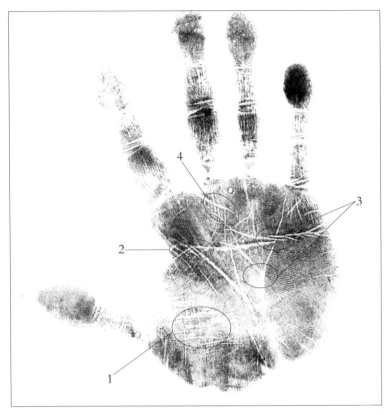

右手

病例 42 臨床分析：①雙手震位有明顯的「田」字紋，提示此人患有胃潰瘍、十二指腸球部潰瘍。②雙手掌本能線同智慧線起端交匯處呈菱狀紋理，提示幼年夜尿床史。③左手方庭有「十」字紋，右手智慧線上行幾乎同感情線相融一起。建議此患者在 60 歲時應積極防治心臟病發生。④雙手掌食指、中指指縫掌面處有方形紋，提示此人患有嚴重鼻炎信號。建議應禁烟禁酒（右手掌食指、中指指縫掌面處呈「8」字形方形紋，這是鼻癌最早的危險報警器）。⑤左手掌有明顯的肝分線，提示肝損傷信號。

病例 43

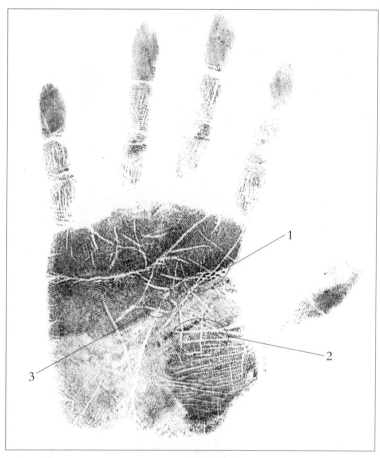

男，34 歲　　　　1997 年 10 月 4 日印　　　　左手

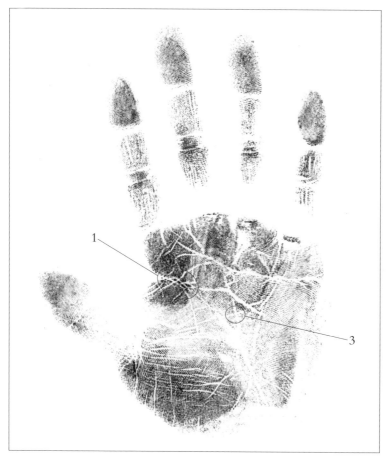

右手

　　病例 43 臨床分析：①雙手掌本能線同智慧線起端交匯處呈菱狀紋理，提示幼年夜尿床史。②左手掌震位（第一火星平原丘）有明顯的「田」字紋，提示此人患有胃潰瘍、十二指腸球部潰瘍。③雙手掌本能線同智慧線之方庭有明顯的「十」字紋，左手掌智慧線不成形，提示此人患有癲癇、精神病史（此患者搶過筆者話頭說：他發瘋了兩年，現在好了）。

病例44

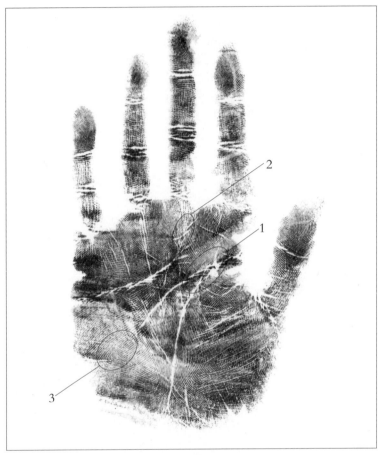

男，28歲　　　　1997年10月26日印　　　　左手

　　病例44臨床分析：①左手掌本能線同智慧線起端交匯處呈菱狀紋理，提示幼年夜尿床史。②左手食指、中指指縫掌面有呈麥穗樣雜亂紋，提示慢性咽炎病史（筆者臨床發現，此病廚師、烤燒餅者發病率最高，這與工作環境有關）。③左手月丘有指腹樣紋，提示此人免疫功能差，易患感冒。

病例 45

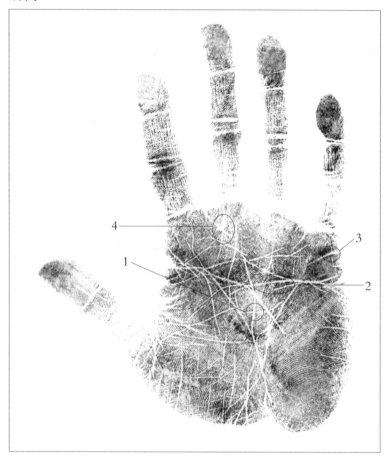

男，27 歲　　　　　1997 年 10 月 26 日印　　　　　右手

病例 45 臨床分析：①本能線同智慧線之方庭內有明顯的「十」字紋，手掌雜亂紋又多，提示患有癲癇病史。②方庭有明顯的貫橋線紋，提示此人應積極防治心臟病。③性線下彎，提示腎虛、耳鳴信號。④食指、中指指縫掌面有方形紋符號，提示鼻炎信號。

病例46

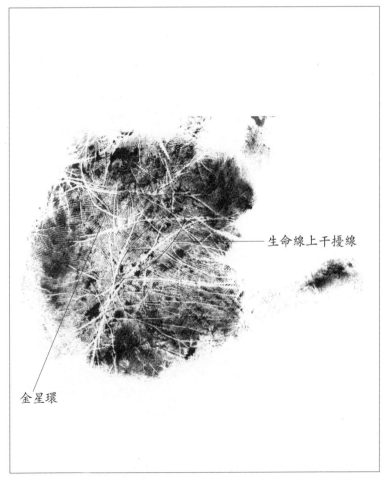

生命線上干擾線

金星環

男，60歲　　　　2002年11月2日印　　　　左手

　　病例46臨床分析：生命線上端干擾線多，金星環線擴張交穿感情線至方庭內，提示此人患有嚴重的支氣管哮喘、肺心病信號。建議少抽烟少飲酒。2004年4月5日印掌紋追訪。請讀者參見《掌紋診病實例分析圖譜》一書墨印圖對照學習。

病例 47

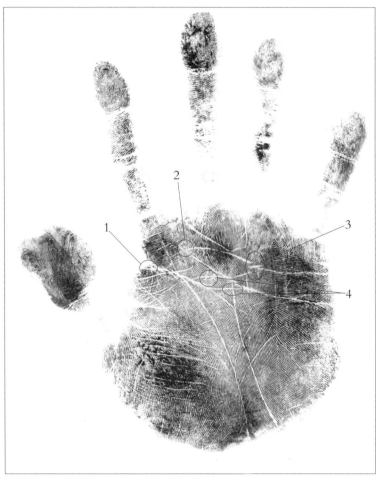

男，24 歲　　　　2002 年 7 月 20 日印　　　　右手

　　病例 47 臨床分析：①右手巽位（木星丘）呈「十」字紋，提示膽囊疾患。②感情線末端下彎而行，提示神經衰弱信號。③此人是雙條感情線，上條在無名指處有斷裂狀，提示食物中毒或煤氣中毒史。④方庭內有「十」字紋符號，提示心律不整信號。

病例 48

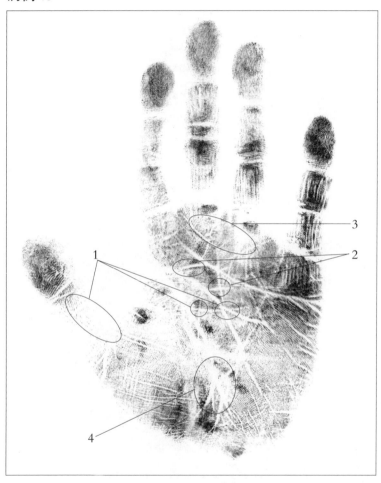

男，58歲　　　　1998 年 4 月 30 日印　　　　右手

　　病例 48 臨床分析：①右手大拇指第二指節掌面紋雜亂；智慧線附著生命線下行，且分叉紋，兩線之間又有貫橋線，均提示頑固性頭疼。②方庭有貫橋線、「十」字紋，均提示心律不整，冠心病信號。③有過敏線，提示過敏性體質。④生命線下端分大叉紋，提示關節炎信號。

病例 49

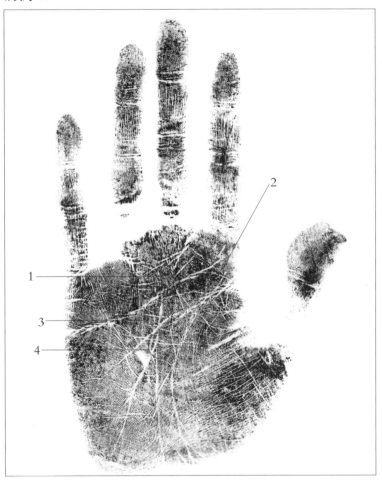

女，43 歲　　　　　1998 年 12 月 21 日印　　　　　左手

　　病例 49 臨床分析：①中指下有明顯的方形紋扣住感情線，提示家族性食道癌信號。②感情線一直走到異位，提示血壓不穩定。③智慧線中部斷裂，提示腦受傷史、頭痛信號。④玉柱線頂端呈羽毛球拍樣的長豎島紋，提示胃下垂信號。

病例50

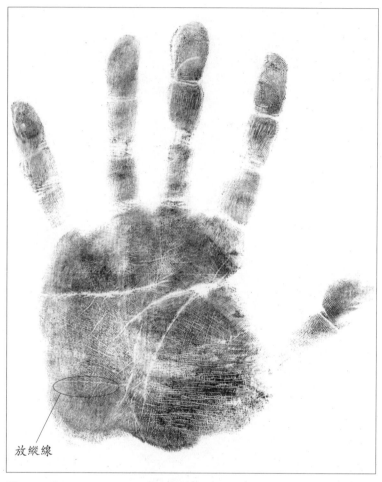

放縱線

男，24歲　　　　1998 年 4 月 23 日印　　　　左手

病例 50 臨床分析：①有筆直的放縱線，提示營養過剩信號。建議此人飲食多樣化，多素少葷，盡量不要高脂肪食物。

十二、臨床手像彩圖實例分析 80 例

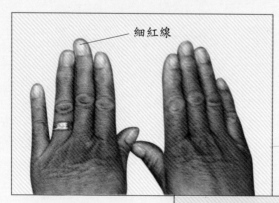

細紅線

◀1. 十指甲前端
甲下呈細紅線狀，
提示胃炎信號。

▶2. 十指甲色白，提示
貧血信號。十指甲無白色
月眉（健康圈），提示低
血壓信號。十指甲皮囊光
滑，皮帶增寬，提示胃疾
患信號。

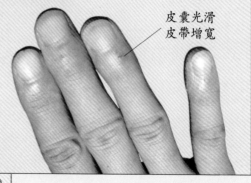

皮囊光滑
皮帶增寬

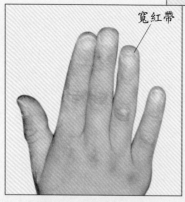

寬紅帶

◀3. 十指甲前端甲有較
寬的紅色寬帶，提示正在
腹瀉。

▶4. 十指甲無白色健康圈，提示血壓偏低。十指甲皮囊光滑，甲牆有乾皮屑脫落狀，提示胃疾。食、中兩指甲有高凸狀，提示肺功能差，有幼年肺疾患史。

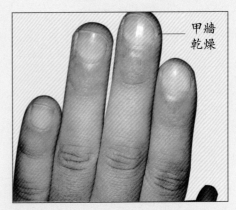

甲牆乾燥

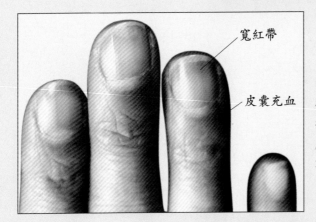

寬紅帶

皮囊充血

◀5. 十指指甲前端甲下呈較寬紅色寬帶，皮囊充血發紅，提示近期腸胃炎、拉肚子。皮帶增寬，提示慢性胃炎信號。

▶6. 十指指甲中央發白色片狀，提示慢性胃炎正在急性發作。

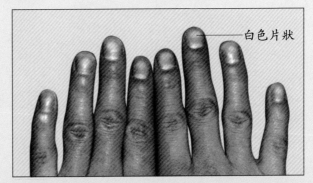

白色片狀

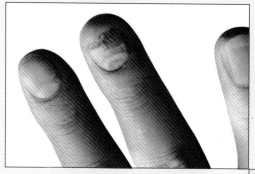

◀7. 中指指甲為甲癬
（灰指甲）。提示心臟
病信號。

▶8. 女，13 歲。大拇指指甲面有
一條黑色縱線紋，提示營養過剩、
血稠，而正在影響此孩子的記憶
力、學習成績。

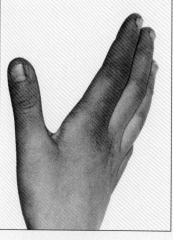

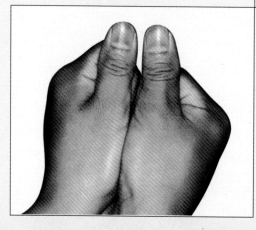

◀9. 男，38 歲。
雙手大拇指指甲面
近白色月眉處發褐
黑色，提示頑固性
腹瀉史。

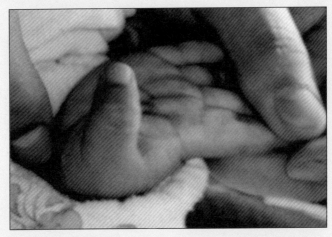

▲10. 小孩食指根虎口處有靜脈血管浮露，提示大便乾燥。臨床發現大便乾燥多為喝牛奶或牛奶粉者。

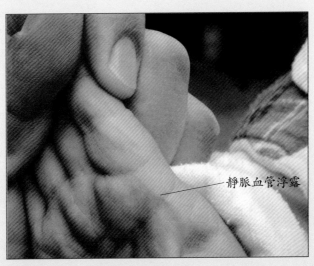

靜脈血管浮露

▲11. 臨床分析同第 10 例。

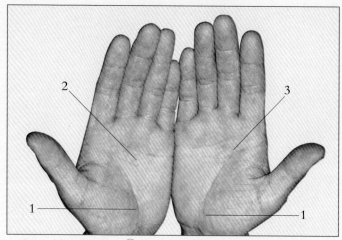

▲12. 男，53 歲。①雙手生命線末端有大島紋，提示腰痛、前列腺增生信號。②左手掌方庭內有「十」字紋，右手掌方庭有貫橋線，提示心臟病信號。③右手智慧線中央有島紋形成，提示眩暈信號。

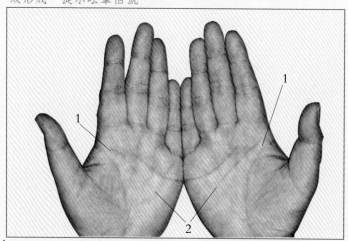

▲13. 女，48 歲。①雙手生命線同智慧線起端分開距離大，提示此人急性子，從幼年開始就易患婦科炎症、白帶多。②雙手非健康線均有大島紋，提示肝臟功能異常信號（患者搶過話頭告知，他先天性肝腫大）。

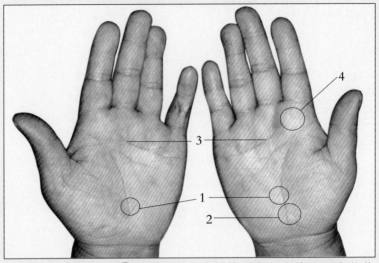

▲14. 女，40 歲。①雙手生命線外側地丘上部處均有三角紋符號，提示此人患有慢性疝氣。②右手生命線末端有明顯的大島紋，提示腰腿痛、附件炎信號。③雙手智慧線均分叉紋，並有干擾線，提示頭痛信號。④右手巽位有明顯的「田」字紋，提示膽結石病。

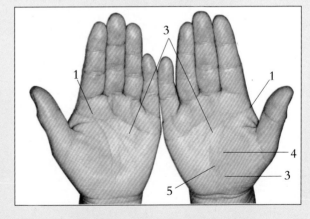

▶15. 女，50 歲。①雙手智慧線同生命線交匯處呈菱狀紋理，提示尿床史。②右手生命線有明顯的便秘線。③雙手智慧線均分叉，提示頭痛信號。④右手生命線走到三分之二處有中斷空白，提示年齡區預防腦中風引起半身不遂發生。⑤右手玉柱線起端呈「人」字紋，提示此人善於鍾愛自己。

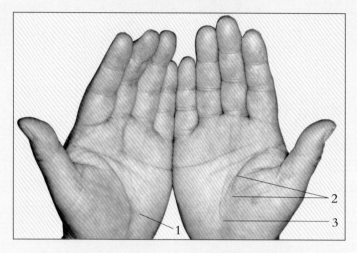

▲16. 女，56 歲。①左手生命線末端處有三角形紋，提示疝氣病史。②右手生命線走到二分之一長中斷而分叉紋，提示預防腦出血疾病發生。③右手玉柱線起端呈明顯的豎形島紋，提示痔瘡日久，有腸疾病信號。

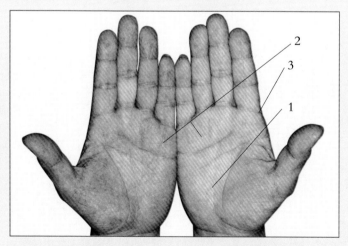

▲17. 男，40 歲。①右手非健康線上有小島紋，提示肝囊腫信號。②雙手均有明顯的肝分線，提示肝損傷史。③右手掌異位有明顯的「十」字紋，提示膽結石信號。

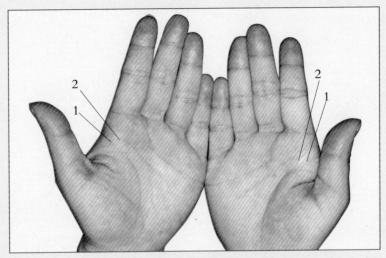

▲18. 女，19 歲。①雙手生命線起端有一連串菱形紋符號，提示幼年尿床史。②雙手掌智慧線同生命線起端分開距離大，提示自幼易患婦科炎症、白帶多，也反映此人性格急躁。

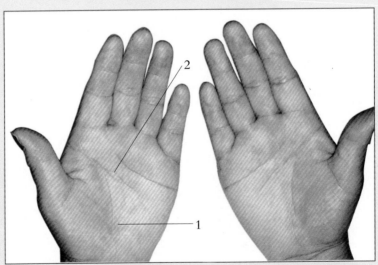

▲19. 女，51 歲。①左手掌有便秘線，提示有便秘史。②左手掌智慧線中央有大島紋，提示眩暈信號。

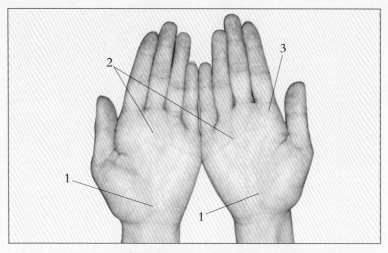

▲20. 女，21 歲。①雙手生命線末端均呈一串葡萄狀島紋，提示卵巢囊腫信號。②雙手智慧線中央有小島紋，右手掌無名指下感情線上有小島紋，提示近視信號。③右手巽位有「十」字紋，提示膽囊炎信號。

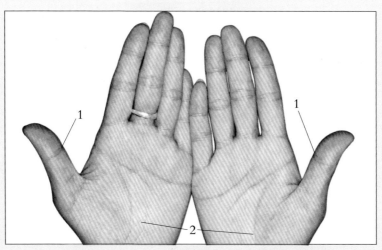

▲21. 女，28 歲。①雙手掌各指節紋均為孔子目狀紋，提示此人智商高，知識分子多見。②雙手生命線均有明顯的便秘線。

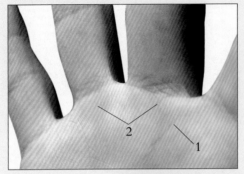

◀22. 男，44歲。①右手掌食中二指縫掌面處有方形紋，提示慢性鼻炎信號。②中指、無名指根下發淤血狀青褐色，提示易頭痛或腦血管疾病恢復期。

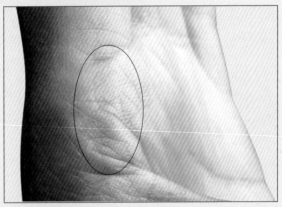

▶23. 無論男女老幼，凡食指根虎口處發青色有靜脈浮露，均提示痔瘡正在發作。

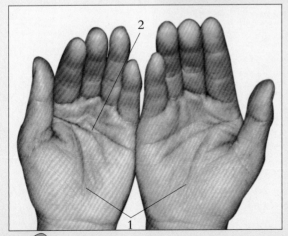

◀24. 女，52歲。①左手生命線末端靠地丘處呈狹長細島紋，提示此人患有卵巢囊腫病史，②左手掌方庭有貫橋線，提示心臟疾患。

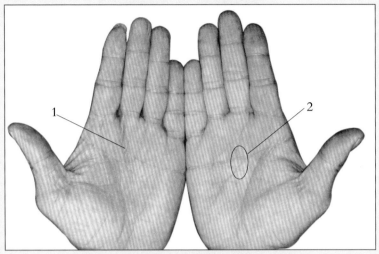

▲25. 男，53 歲。①左手掌感情線末端豎干擾線多，提示支氣管炎疾病。②右手玉柱線頂端呈長島紋，提示胃下垂信號。

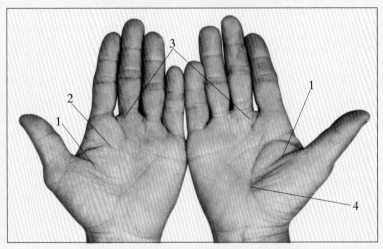

▲26. 男，58 歲。①雙手震位凹陷，左手巽位有「十」字紋，提示慢性胃病。②左手智慧線極短，提示頭痛信號。③雙手食指、中指指縫掌面處有方形紋符號，提示慢性鼻炎。④右手生命線末端分大叉紋，提示關節炎信號。

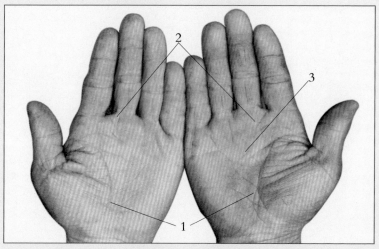

▲27. 男，42歲。①雙手均有明顯的便秘線，提示頑固性便秘史。②雙手食指、中指指縫掌面處均有方形紋符號，提示鼻炎日久。③右手智慧線末端上側有極短的平行線，提示耳鳴。

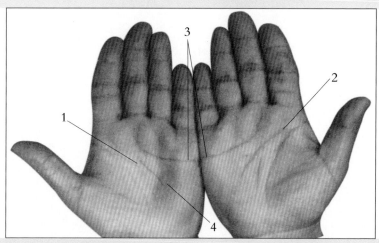

▲28. 女，31歲。①左手智慧線斷裂，提示頭部受傷史。②右手智慧線與生命線起端分開距離大，提示平時白帶多、性子急，易患婦科炎症。③雙手感情線小指下均有小島紋，提示耳鳴。④左手有明顯的頸椎增生病線。

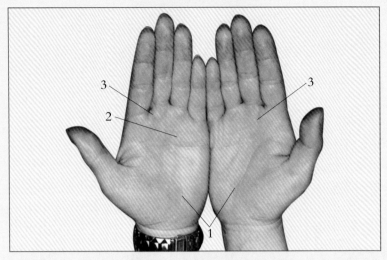

▲29. 男，28 歲。①雙手掌均有粗而長的便秘線，提示患有頑固性便秘史、癲癇病史。②左手方庭有貫橋線，提示心臟病信號。③雙手食指、中指指縫掌面處均有方形紋符號，提示鼻炎信號。

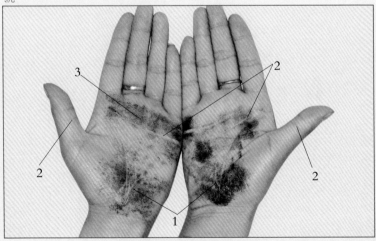

▲30. 女，32 歲。①雙手均有便秘線。②雙手大拇指第二指節面鼓大，雙手智慧線長而筆直。③左手金星環中央有小島紋符號，提示甲狀腺功能亢進。

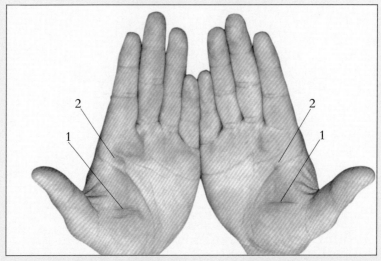

▲31. 男，55歲。①雙手震位有橫凹溝狀，提示慢性胃炎疾患。②雙手生命線與智慧線起端分開距離大，提示此人性子急，易動怒，陰囊易患潮濕症。

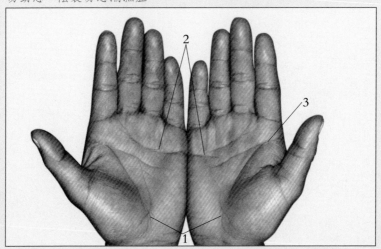

▲32. 男，23歲。①雙手均有便秘線。②雙手掌感情線起端均有斷裂狀，提示幼年患大病史。③右手生命線與智慧線起端交匯處有一明顯方形紋，提示消化功能障礙。

▶33. 女，50 歲。①雙手生命線末端均有明顯的大叉紋，提示關節炎信號。②左手掌食指、中指指縫掌面處有方形紋符號，提示鼻炎日久。③右手巽位皮厚光亮，提示膽囊已切除。

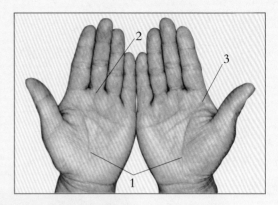

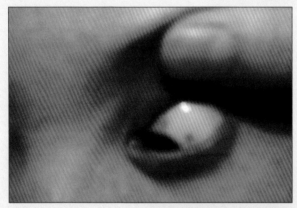

▶34. 目上側白睛處有黑色斑點，提示頭部受傷史（參見該患者手紋彩圖第 35 例學習）。

◀35. 智慧線中央處呈斷裂狀，提示以前頭部受傷史（參見第 34 例眼像圖學習）。智慧線斷裂處有形成島紋之勢，提示隨年齡增長易患眩暈。

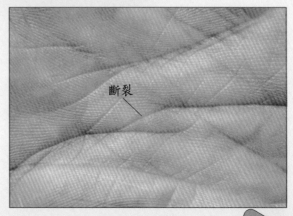

斷裂

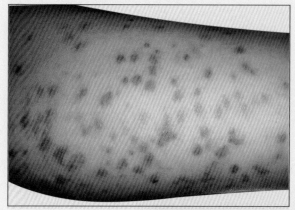

◀36. 這是一位2004年10月因感冒服用抗病毒沖劑後引起的藥物性皮炎皮膚病患者，此患者為過敏體質（參見彩圖38例學習）。

▶37. 這是36例患者，2005年2月因感冒服用某抗生素引起藥物性皮炎皮膚病（參見彩圖第38例學習）。

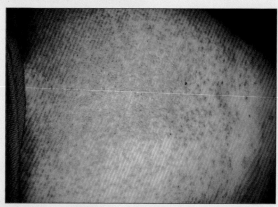

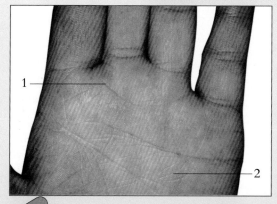

◀38. 女，44歲。①左手掌有明顯的過敏線，提示此人為過敏體質（參見彩圖36、彩圖37，皮膚過敏實例學習）。②無名指下方庭內有相切上下兩條主線的島紋符號，提示乳腺增生信號。

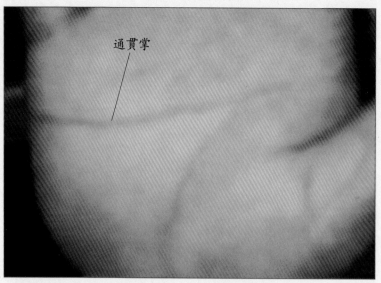

通貫掌

▲39. 男，32 歲。右手有標準的通貫掌，提示易患頭痛。

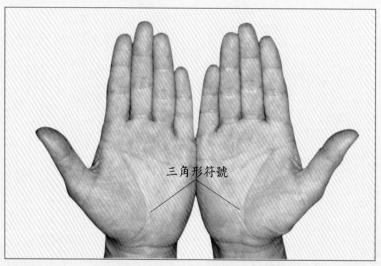

三角形符號

▲40. 男，34 歲。雙手生命線末端外側有明顯的三角形符號，提示此人患疝氣日久。

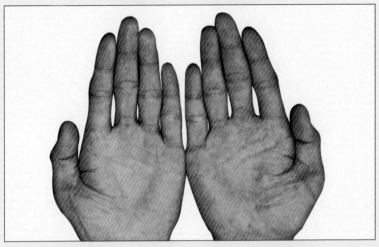

▲41. 男，36歲。雙手掌面紅白色篩滿。手掌指縫大，均提示慢性胃炎，消化功能差。

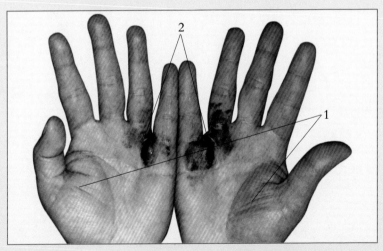

▲42. 女，37歲。①雙手掌面紅白色布滿全掌，震位凹陷，提示此人患有慢性胃炎。②雙手無名指和小指縫掌面處有方形紋符號（此病例用黑墨汁塗處為了手紋更加明顯），提示腦內受傷史。

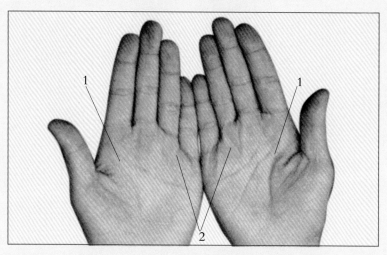

▲43. 女，10歲。①生命線與智慧線起端分開距離大，提示性子急，易動怒，從幼年開始易患婦科炎症，白帶多。②雙手小指和無名指縫掌面處均有方形紋符號，提示兒時嚴重的腦膜炎史。

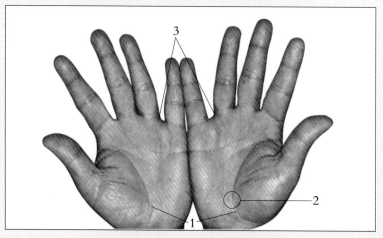

▲44. 男，35歲。①左手生命線末端有大島紋，提示腰痛。②右手生命線末端外側有三角紋符號，提示此人患有疝氣史。③雙手小指和無名指縫掌面處有方形紋符號，提示此人兒時患有腦膜炎病史。

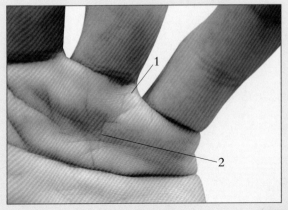

▶45. 男，45 歲。①右手掌無名指和小指縫掌面處有方形紋符號，提示此人腦右側患有內傷史（此患者兩年前患過右腦枕葉出血）。②太陽線呈「井」字紋符號，提示此人患過血壓偏低信號。

▶46. 男，31 歲。①左手掌方庭有貫橋線，提示此人心律失常信號。②感情線起端有明顯的小島紋，提示耳鳴信號。③月丘掌根處呈凹坑狀，提示此人性功能有障礙。

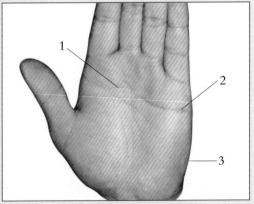

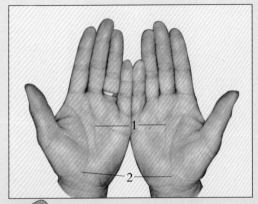

◀47. 女，47 歲。①雙手掌生命線與智慧線之方庭均有承接連線呈貫橋線，提示頑固性頭痛。②雙手掌地丘均有與主線一樣粗的明顯豎直島紋，提示此人患直腸腫瘤之信號。當手診告知患者時，她說自己已患直腸炎 14 年之久了。筆者建議應每半年去醫院進行一次防癌普查。

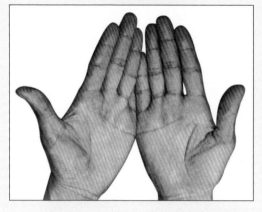

◀48. 男，44 歲。雙手掌震位均下凹陷，掌心發白色，提示慢性胃炎急性發作。若掌心發青黑色，提示胃痛正在發作。

▶49. 女，24 歲。①左手大拇指第二指節掌面有明顯的橫紋線，臨床多年驗證，均提示此人口才好、善辯。②生命線末端處有一條明顯的便秘線，提示患有頑固性便秘史。③智慧線干擾線多，提示頭痛信號。

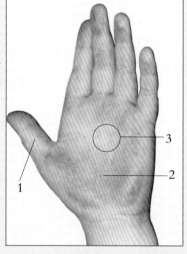

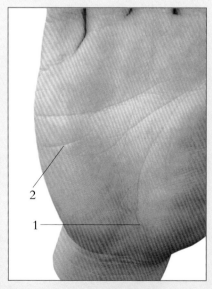

◀50. 女，23 歲。①有明顯的便秘線，提示患有便秘史或正在患有便秘。②感情線起端下方有較短的平行線，提示幼年患有大病。

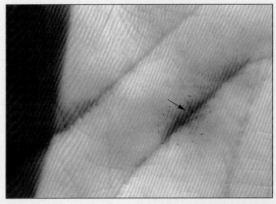

◀51. 男，45 歲。右手掌勞宮穴處有凹陷狀，提示此人患有慢性胃病。此處正發紅色，說明胃病急性發作已在胃痛。

▶52. 女，51 歲。①生命線和智慧線之方庭有連線，提示頑固性頭痛史。②無名指下方庭有明顯的橢圓狀島紋，提示患有乳腺增生日久。

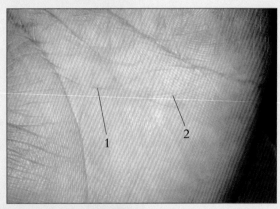

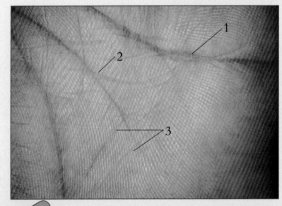

◀53. 男，42 歲。①左手小指下感情線上有島紋，提示中耳炎史、耳鳴信號。②方庭有標準的頸椎增生病線。③左手掌有兩條非健康線，提示此人正處於亞健康狀態。

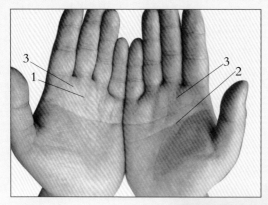

◀54. 男，36 歲。①左手掌上有標準的過敏線，提示此人為過敏性體質。②右手掌有明顯的雪梨線，提示兒時患有嚴重的發高燒史。③雙手掌食指、中指指縫掌面處紋雜亂，提示有慢性咽炎病史。

▶55. 男，45 歲。①右手掌金星丘有明顯的靜脈浮露，提示此人大便乾燥型便秘。②生命線末端地丘上部位發紅色，提示正患泌尿系統感染。

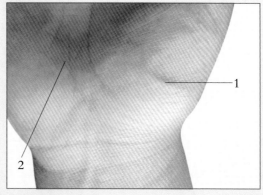

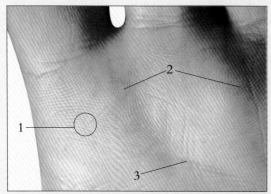

◀56. 男，25 歲，大學生。①左手巽位有「十」字紋，提示消化功能差。②食指、中指指縫和中指、無名指縫掌面處均有開口向上的指腹樣紋（除小指和無名指掌面），提示此人口才優秀，講話邏輯性強。③感情線末端分叉紋多，並有豎干擾線，提示呼吸道功能差。

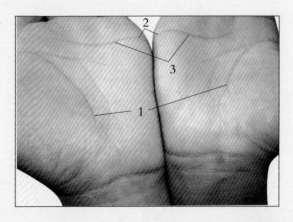

◀57. 男，31 歲。① 雙手掌地丘處均有便秘線，並有豎形島紋，提示此人痔瘡日久。② 雙手掌感情線起端均有明顯的島紋，提示耳鳴信號。③ 雙手掌無名指下，感情線均下垂呈弧形走向，提示此人血壓偏低。

▶58. ① 無論男女老幼，手掌本能線末端有狹長島紋，提示此人易患乏力症。② 感情線起端有雙島紋，提示中耳炎史或耳鳴。

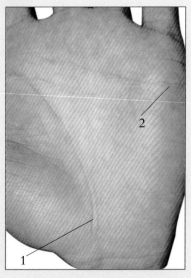

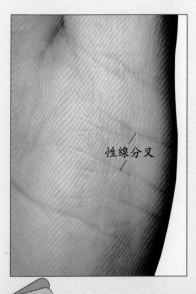

性線分叉

◀59. 女，46 歲。雙條性線均分叉紋向前走向，臨床驗證，夫妻分居或有分居史者多見。一些離異者常常也可以見到類似掌紋。

►60. 男，44 歲。①智慧線中央有大島紋形成，提示眩暈。②智慧線出現有明顯的頸椎增生病線。③有明顯的三條非健康線，提示此人應加強營養，多參加體育運動以增強體質。

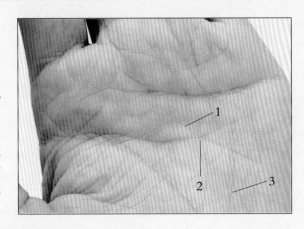

1
2
3

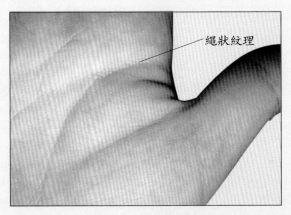

繩狀紋理

◄61. 男，10 歲。右手掌生命線和智慧線起端呈繩狀紋理，提示此兒童呼吸道功能差，抗病能力差，臨床常見瘦型兒童。

►62. 男，10 歲。右手掌生命線末端有一條先天性斜的穿過生命線掌紋，提示此人自幼喜歡美術。

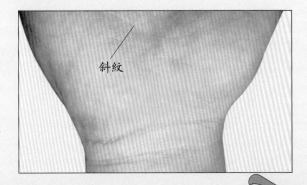

斜紋

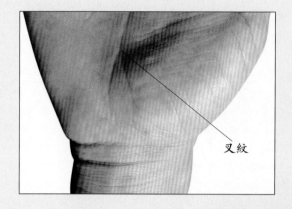

叉紋

◀63. 男，27 歲。生命線末端分明顯的叉紋，提示關節炎信號。

▶64. 男，28 歲。①右手掌感情線直走食指、中指指縫內，提示自幼消化功能差。②無名指下感情線上有明顯的島紋，提示食物或其他中毒史。

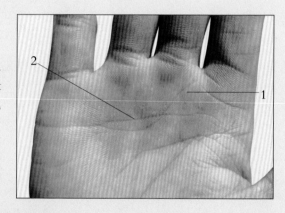

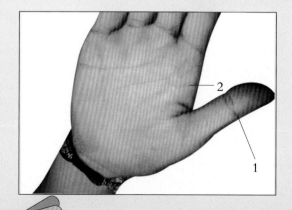

◀65. 女，24 歲。①大拇指節有標準而明顯的孔子目紋，提示大腦聰明、智商高，知識分子多見。②生命線和智慧線起端分開距離大，提示此人性子急，自幼易患婦科炎症，白帶多。

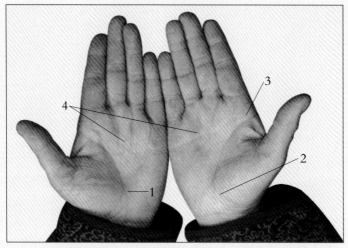

▲66. 女，52歲。①左手掌有明顯的便秘線。②右手掌生命線末端處有明顯的小島，提示子宮肌瘤信號。③雙手掌本能線同智慧線起端分開距離大，提示此人性子急，易動怒，引起肝膽濕熱下注，平時白帶多。④雙手掌方庭均有「十」字紋符號，提示此人患有心律失常信號。

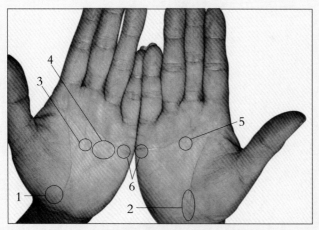

◀67. 女，40歲。①左手掌生命線末端有狹長島紋，提示易患乏力。②右手掌生命線末端有大島紋，提示腰腿痛、附件炎信號。③左手掌智慧線分叉紋，提示易患頭痛信號。④左手掌方庭無名指下有明顯的葉狀島紋，提示乳腺增生信號。⑤右手掌方庭有「十」字紋，提示心臟疾患信號。⑥雙手掌小指下感情線上均有島紋，提示耳鳴信號。

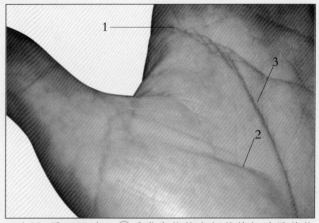

▲68. 男，45歲。①手掌本能線和智慧線起端呈菱狀紋理，提示幼年夜尿床史。②震位有橫凹溝紋，提示慢性胃炎史。而震位色發黃，臨床發現多因飲食不節而易誘發胃炎發作。③生命線上端有明顯的胚芽紋，提示此人體質差。

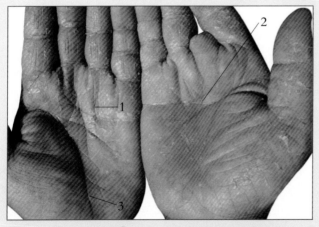

▲69. 男，68歲。①左手掌太陽線長而標準，提示頸椎增生信號。②右手掌方庭狹窄，並有「十」字紋，提示心臟疾患信號。③左手生命線末端有明顯的叉紋，提示關節炎信號。④雙手掌患有汗疱疹、脫皮。

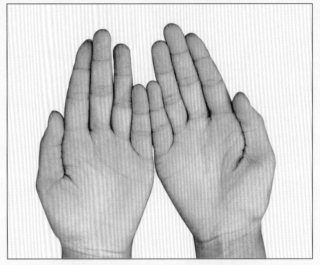

▲70. 無論男女，雙手掌前端指節紋均為一道光滑紋，提示此人思維飄逸，思想注意力不易集中。

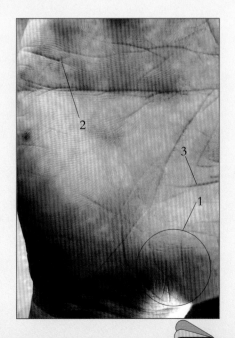

▶71. 男，30 歲。①右手生命線末端地丘處有格子網狀紋，並有明顯的便秘線，提示痔瘡日久，並有頑固性便秘史。②有明顯的肝分線。③手掌紅白色交替篩滿全掌，震位有橫凹溝，提示患慢性咽炎。

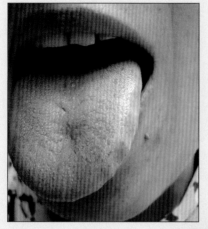

◀72. 女，49歲。舌面布滿紅色斑點，提示此患者為淺表性胃炎（雙手掌震位有較深的橫凹溝紋）。

▶73. 女，21歲。①左手地丘玉柱線起端有島紋，右手掌有便秘線，提示頑固性便秘史、痔瘡信號。②左手掌智慧線斷裂，提示腦受傷史、頭痛信號。

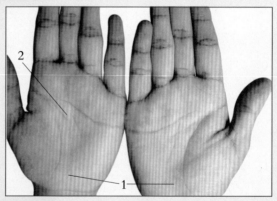

◀74. 女，18歲。①雙手掌生命線和智慧線起端呈菱狀紋理符號，提示幼年夜尿床史。②左手智慧線上側有短的平行線，右手感情線起端有島紋，提示耳鳴信號。③右手巽位有明顯的「十」字紋，提示膽囊炎信號（患者告知其外婆、母親、姨媽均有膽結石症）。

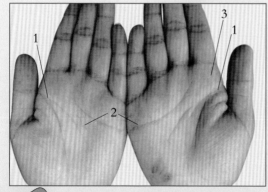

▶75. 男，28 歲。① 雙手生命線與智慧線起端交匯處呈菱狀紋理，提示幼年夜尿床史。② 雙手感情線起端均有狹長島紋，提示兒時中耳炎史、耳鳴。③ 雙手中指下感情線上均有小島紋，左手智慧線中央有橫「8」字樣小島紋，提示高度近視信號。④ 右手掌方庭有貫橋線，提示應防治心臟方面疾病。

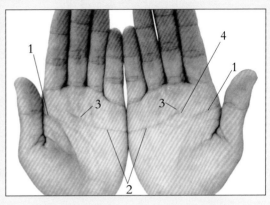

◀76. 男，34 歲。① 十指指甲皮囊光滑，均提示慢性胃炎。② 中指指甲兩側呈直角方形，提示胃竇炎信號。③ 十指指甲均無白色健康圈（白色月眉），提示血壓偏低信號。

▶77. 男，24 歲。① 雙手生命線均走到二分之一處中斷消失，提示有家族遺傳性肝惡變病史信號。② 雙手方庭均有「十」字紋，提示心律失常信號。

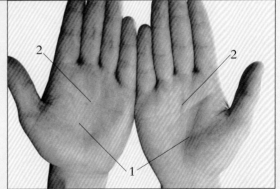

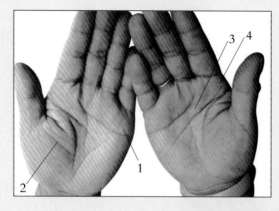

◀78. 女，64歲。①左手有明顯的肝分線，提示肝損傷史。②左手坤位有三條水星垂線紋，提示下肢乏力症及雙小腿及腿易患浮腫。③右手方庭有明顯的「十」字紋，提示心律失常信號。④右手巽位有「田」字紋，提示膽結石史。

▶79. 男，32歲。①雙手掌乾巴皮厚，雙手掌震位均有凹溝並低陷。提示慢性胃炎（請讀者參考舌質彩圖72例學習）。②雙手食指、中指指縫掌面均有方形紋，提示鼻炎日久。

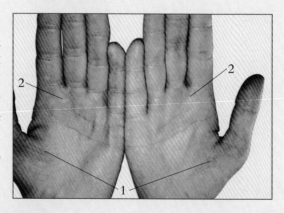

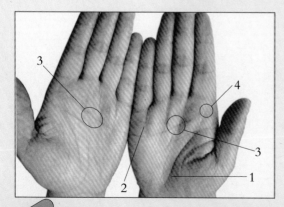

◀80. 男，46歲。①右手生命線末端分叉紋，提示關節炎。②右手有明顯的肝分線，提示肝損傷史（肝炎史）。③雙手中指下感情線上有數條干擾線，提示支氣管炎病史。④右手巽位有明顯的「十」字紋，提示膽結石信號。

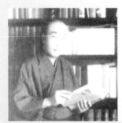
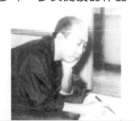
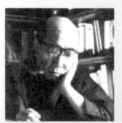
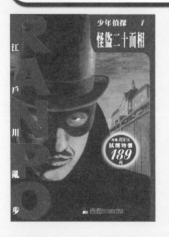
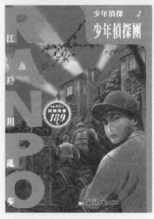
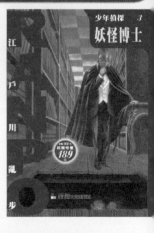